基层医师掌中宝

—— 常见病常用方

陈守强 ◎ 主编

山东城市出版传媒集团

济南出版社

图书在版编目(CIP)数据

基层医师掌中宝:常见病常用方/陈守强主编. —
济南:济南出版社,2022.7
ISBN 978 – 7 – 5488 – 5153 – 0

Ⅰ.①基…　Ⅱ.①陈…　Ⅲ.①常见病—方剂—
汇编　Ⅳ.①R289.2

中国版本图书馆 CIP 数据核字(2022)第 098886 号

基层医师掌中宝:常见病常用方

────────────────────────

出 版 人　田俊林
图书策划　广东一方制药有限公司
责任编辑　侯建辉
装帧设计　曹晶晶
出版发行　济南出版社
地　　址　山东省济南市二环南路 1 号(250002)
电　　话　0531 – 82056181
网　　址　www.jnpub.com
经　　销　各地新华书店
印　　刷　山东省东营市新华印刷厂
版　　次　2023 年 3 月第 1 版
印　　次　2023 年 3 月第 1 次印刷
成品尺寸　95 mm×155 mm　48 开
印　　张　7.375
插　　页　6
字　　数　141 千
定　　价　35.00 元

法律维权 0531 – 82600329
(济南版图书,如有印装错误,请与出版社联系调换)

顾问 冯建华

　　山东中医药大学第二附属医院主任医师、二级教授、博士生导师、中国中医科学院师承博士后合作导师。兼任世界中医药学会联合会糖尿病分会副会长、中华中医药学会糖尿病专业委员会第三、四届副主任委员，中华中医药学会瘀血症专业委员会副主任委员，中华中医药学会甲状腺病专业委员会副主任委员，山东中西医结合学会副会长，山东中医药学会第三届常务理事兼副秘书长，山东中医药学会糖尿病专业委员会名誉主任委员，山东省医师协会中西医结合分会会长，山东中西医结合学会首届职业病专业委员会主任委员，山东中西医结合学会内分泌专业委员会第一、二届副主任委员，山东省健康促进会常务理事兼副秘书长，中华中医药学会名老中医药专家学术传承专业委员会常务委员，山东省卫生管理专家委员会委员，国家自然科学基金委员会评审委员，国家及省新药评审专家委员会委员，国家教育部学位论文评审专家，山东省科学技术成果评审专家，《中药新药临床研究指导原则》（第四辑）起草专家，《糖尿病中医防治指南》起草专家。《糖尿病之友》专家委员会委员，济南市老科协常务理事，山东省首届老专家咨询委员会委员等职。

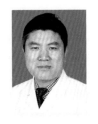

主编 陈守强

陈守强，医学博士、博士后，中西医结合心血管病专业教授、主任医师、博士研究生导师，国家中医药管理局重点专科学术骨干、重点学科学术骨干及后备学科带头人，国家重点研发计划"中医药现代化研究"骨干人员，山东省"泰山学者"团队核心成员，山东省首批中医药文化科普巡讲专家，山东卫视《大医本草堂》栏目特约嘉宾，名老中医网及中医治未病网主要创建者，《四十来岁的老中医》及《四十多岁的老中医》丛书作者。兼任中国中医药信息研究会社区中医药信息分会副会长、中国民族医药学会慢病管理分会秘书长、山东中西医结合学会副秘书长、《中华现代中医学杂志》常务编委、《中华全科医学杂志》网上审稿专家及《中国中医药现代远程教育杂志》特约专家等职。先后师从山东中医药大学附属医院丁书文教授和山东大学齐鲁医院高海青教授，擅长掌纹诊病，善用膏方调理，自拟经验方40余首，在冠心病、高血压病、心力衰竭、心律失常等心血管病及疑难杂病的中西医结合防治方面积累了丰富的临床经验。在挑刺疗法基础上创立了挑络疗法，在传统埋线疗法基础上创立了快速埋线疗法，并将二者结合创立了挑埋疗法，用于治疗多种疾病（尤其是疼痛性疾病和超重），取得显著疗效。

审稿专家

刘德山　山东大学齐鲁医院中医科主任、主任医师、知名专家，山东大学中西医结合教研室主任、教授、博士研究生导师，山东中医药大学博士研究生导师。

庄慧魁　山东中医药大学教授、硕士研究生导师，山东名中医药专家，山东省第二批中医临床优秀人才，山东省中医药五级师承第三批、第五批省级指导老师。

陈宪海　山东省中医院主任医师，教授、博士、博士研究生导师，山东中医药大学呼吸疾病研究所副所长、肺病科副主任。

王明月　山东中医药大学第二附属医院儿科主任，主任医师，教授，硕士研究生导师，兼任山东中西医结合学会儿科专业委员会主任委员、山东省微量元素科学研究会儿童健康委员会主任委员。

郭栋　山东中医药大学教授，主任医师，博士研究生导师，山东中医药大学中医全科医学研究中心主任，国家中医药管理局中医全科医学重点学科带头人，国家中医药管理局齐鲁伤寒中医学术流派学术传承人，全国第四批优秀中医人才，山东省名中医药专家，齐鲁卫生与健康领军人才。

袁成民　济南市传染病医院中西医结合科主任，主任医师，医学博士，济南市科技领军人才，山东名中医专家，"齐鲁元府一针"创始人，山东省中医抗疫专家指导组成员。

李静蔚　山东省中医院主任医师，医学博士，博士研究生导师，兼任中华中医药学会外科分会委员、中华中医药学会乳腺病防治协作工作委员会委员、山东中医药学会外科专业委员会委员等。

师伟　山东省中医院主任医师，教授，山东中医妇科学首届博士，博士研究生导师，2019年山东省泰山学者青年专家，国家中医临床特色技术传承骨干人才。

宁云红　山东中医药大学副教授，医学博士，兼任中华中医药学会耳鼻喉分会青年委员、中国中西医结合学会眩晕专业委员会委员、山东中西医结合学会眩晕专业委员会委员等。

张铁峰　山东中医药大学副教授，医学博士，副主任医师，兼任中国医师协会中西医结合肝病专家委员会委员、中华中医药学会药膳养生专家分委员会理事、中华中医药学会风湿免疫分会青年委员会委员等。

部帅　山东中医药大学第二附属医院副主任医师，全国中医临床特色技术传承骨干人才，齐鲁卫生与健康杰出青年人才，泰山学者特聘专家团队核心成员。

编委会

使用说明

1. 该手册使用过程中,请注意服用方法,未标明外用处方则均为口服处方。

2. 该手册仅供临床医师参考,具体每味药的用量,请根据患者病情酌情使用。适应证以患者常见症状为主,临床医师在参考使用时,根据症状来合理用药,症状不相符时,可以加减使用,或另拟处方治疗。

3. 由于本手册所选用的方按成人一日剂量,故儿科用药时需要特别注意用法用量。

具体用量:12岁以上儿童按成人量服用;9—12岁每日服用成人量的2/3;5—9岁每日服用成人量的1/2;5岁以下每日服用成人量的1/4。

4. 服用方法:按临床药师要求。

5. 中药配方颗粒服用方法:

将中药配方颗粒倒入杯中,加入250—300 mL开水,用勺子搅拌至颗粒全部溶解,成人每日一剂,分两次使用。

前　言

为深入贯彻落实习近平总书记关于推动乡村人才振兴的重要指示精神，落实党中央、国务院有关决策部署，促进各类人才投身乡村建设，加快推进乡村人才振兴，中共中央办公厅、国务院办公厅印发了《关于加快推进乡村人才振兴的意见》，其中提出全方位培养各类人才，优化基层卫生健康人才队伍，提升基层卫生人员的业务能力，大力开展基层卫生培训项目，提升基层卫生人员的服务能力。结合山东省卫生健康委《关于促进中医药传承创新发展的若干措施》，我省将着力推进中医药传承创新发展，启动实施基层中医药服务能力三年行动。到2022年，乡镇卫生院和社区卫生服务中心全部设置中医药综合服务区，所有社区卫生服务站和80%以上村卫生室提供中医药服务，实施山东省中医药高层次人才战略，培养一批基层医疗卫生机构中医骨干人才。

基于基层技术和专家资源缺乏现状，由山东中医药大学第二附属医院陈守强教授牵头,收集整理山东省中医院、山东大学齐鲁医院、山东中医药大学第二附属医院等10多位名中医专家多年临床经验,编写了以基层常见病、多发病为主,符合基层医生实际需要的《基层医师掌中宝》手册。

因水平有限,本手册可能还存有错误和疏漏,恳请广大读者指谬匡正。

编者

2022 年 6 月 20 日

目　录

内　科

第一章　呼吸系统疾病 ················· 3

　第一节　急性上呼吸道感染 ········· 3

　第二节　急性气管 – 支气管炎 ········· 5

　第三节　慢性支气管炎 ············· 7

　第四节　支气管哮喘 ··············· 9

　第五节　肺炎 ····················· 11

　第六节　慢性阻塞性肺疾病 ········· 12

　第七节　原发性支气管肺癌 ········· 14

第二章　循环系统疾病 ················ 18

　第一节　心力衰竭 ················· 18

　第二节　快速性心律失常 ··········· 21

　第三节　缓慢性心律失常 ··········· 24

　第四节　原发性高血压 ············· 26

　第五节　冠状动脉粥样硬化性心脏病 ······ 28

　第六节　心脏瓣膜病 ··············· 30

　第七节　病毒性心肌炎 ············· 33

　第八节　扩张性心肌病 ············· 35

第三章　　消化系统疾病 …………………… 37

　　第一节　慢性胃炎 ………………………… 37

　　第二节　急性胃炎 ………………………… 39

　　第三节　功能性消化不良 ………………… 41

　　第四节　消化性溃疡 ……………………… 43

　　第五节　溃疡性结肠炎 …………………… 45

　　第六节　上消化道出血 …………………… 48

　　第七节　肝硬化 …………………………… 49

　　第八节　胃癌 ……………………………… 51

　　第九节　原发性肝癌 ……………………… 53

第四章　　泌尿系统疾病 …………………… 56

　　第一节　慢性肾小球肾炎 ………………… 56

　　第二节　尿路感染 ………………………… 58

　　第三节　肾病综合征 ……………………… 61

第五章　　血液及造血系统疾病 …………… 64

　　第一节　缺铁性贫血 ……………………… 64

　　第二节　再生障碍性贫血 ………………… 66

　　第三节　原发免疫性血小板减少症 ……… 68

　　第四节　白细胞减少与粒细胞缺乏症 …… 69

第六章　　内分泌代谢性疾病 ……………… 72

　　第一节　甲状腺功能亢进症 ……………… 72

第二节　甲状腺功能减退症 ……………… 74

第三节　亚急性甲状腺炎 ………………… 76

第四节　慢性淋巴细胞甲状腺炎 ………… 78

第五节　糖尿病 …………………………… 80

第六节　血脂异常 ………………………… 82

第七节　痛风 ……………………………… 85

第七章　风湿性疾病 ……………………… 87

第一节　类风湿关节炎 …………………… 87

第二节　系统性红斑狼疮 ………………… 90

第八章　神经系统疾病 …………………… 93

第一节　癫痫 ……………………………… 93

第二节　脑血管疾病 ……………………… 95

第三节　动脉硬化性脑梗死 ……………… 97

第四节　血管性痴呆 ……………………… 100

第五节　帕金森病 ………………………… 103

外　科

第一章　外科感染 ………………………… 109

第一节　疖与疖病 ………………………… 109

第二节　丹毒 ……………………………… 111

第三节　甲沟炎 …………………………… 113

第四节　脓性指头炎 ……………………… 114

第五节　急性化脓性腱鞘炎 ………… 116

第六节　褥疮 …………………………… 118

第二章　常见体表肿物 ………………… 120

第一节　脂肪瘤 ………………………… 120

第二节　血管瘤 ………………………… 121

第三章　颈部疾病 …………………………… 123

第一节　结节性甲状腺肿 ………… 123

第二节　甲状腺腺瘤 …………………… 125

第四章　乳房疾病 …………………………… 128

第一节　急性乳腺炎 …………………… 128

第二节　乳腺增生病 …………………… 130

第三节　乳腺纤维腺瘤 ………………… 131

第五章　阑尾与胆道疾病 ………… 134

第一节　阑尾炎 ………………………… 134

第二节　胆石症 ………………………… 136

第六章　结、直肠与肛管疾病 ………… 139

第一节　痔 ……………………………… 139

第二节　肛裂 …………………………… 141

第三节　直肠脱垂 ……………………… 143

第四节　便秘 …………………………… 144

第七章　周围血管疾病 ………………… 147

第一节　血栓性浅静脉炎 …………………… 147

第二节　下肢深静脉血栓形成 ……………… 149

第三节　下肢静脉曲张 ……………………… 150

第四节　淋巴水肿 …………………………… 153

第八章　泌尿、男性生殖系统疾病 ……… 156

第一节　泌尿系结石 ………………………… 156

第二节　前列腺炎 …………………………… 158

第三节　良性前列腺增生症 ………………… 160

第九章　皮肤疾病 ………………………… 164

第一节　带状疱疹 …………………………… 164

第二节　日照性皮炎 ………………………… 166

第三节　湿疹 ………………………………… 167

第四节　荨麻疹 ……………………………… 169

第五节　神经性皮炎 ………………………… 172

第六节　黄褐斑 ……………………………… 174

第七节　痤疮 ………………………………… 176

第八节　脂溢性皮炎 ………………………… 178

第九节　斑　秃 ……………………………… 179

妇产科

第一章　产褥期疾病 ……………………… 185

第一节　产褥感染 …………………………… 185

　　第二节　晚期产后出血 ·············· 187

　　第三节　产褥期抑郁症 ·············· 189

　　第四节　产后乳汁异常 ·············· 191

　　第五节　产后排尿困难 ·············· 193

第二章　女性生殖系统炎症 ·············· 197

　　第一节　外阴及阴道炎症 ·············· 197

　　第二节　子宫颈炎 ·············· 198

　　第三节　盆腔炎性疾病 ·············· 201

第三章　子宫内膜异位症与子宫腺肌病 ···

　　·············· 204

第四章　女性生殖器官肿瘤 ·············· 208

　　第一节　子宫肌瘤 ·············· 208

　　第二节　子宫内膜癌 ·············· 211

第五章　生殖内分泌疾病 ·············· 214

　　第一节　异常子宫出血 ·············· 214

　　第二节　闭经 ·············· 221

　　第三节　多囊卵巢综合征 ·············· 223

　　第四节　痛经 ·············· 226

　　第五节　经前期综合征 ·············· 227

　　第六节　绝经综合征 ·············· 230

第六章　不孕症 ·············· 233

五官科

第一章　耳鼻咽喉科疾病 …………… 239

第一节　耳鸣、耳聋 …………… 239

第二节　外耳道炎 …………… 242

第三节　中耳炎 …………… 245

第四节　耳源性眩晕 …………… 250

第五节　鼻前庭炎 …………… 253

第六节　鼻炎 …………… 255

第七节　鼻窦炎 …………… 263

第八节　鼻出血 …………… 266

第九节　咽炎 …………… 269

第十节　扁桃体炎 …………… 273

第十一节　喉炎 …………… 276

第二章　口腔科疾病 …………… 280

第一节　复发性阿弗他溃疡 …………… 280

第二节　口腔念珠菌病 …………… 282

第三节　口腔扁平苔藓 …………… 283

第四节　牙髓炎 …………… 286

第五节　牙周脓肿 …………… 288

第六节　牙周病 …………… 290

第三章　眼科疾病 …………… 293

第一节 麦粒肿 …………………… 293

第二节 霰粒肿 …………………… 295

第三节 上睑下垂 ………………… 296

第四节 泪囊炎 …………………… 298

第五节 结膜炎 …………………… 299

第六节 单纯疱疹病毒性角膜炎 … 303

第七节 角膜溃疡 ………………… 305

第八节 虹膜睫状体炎 …………… 308

第九节 玻璃体混浊 ……………… 311

第十节 近视 ……………………… 314

第十一节 远视 …………………… 315

第十二节 白内障 ………………… 316

骨 科

第一节 颈椎病 …………………… 321

第二节 腰椎间盘突出症 ………… 323

第三节 肩周炎 …………………… 326

第四节 骨质疏松症 ……………… 328

第五节 骨关节炎 ………………… 332

第六节 坐骨神经痛 ……………… 334

第七节 肱骨外上髁炎 …………… 336

第八节 屈肌腱腱鞘炎 …………… 339

内科 ◀◀◀

第一章　呼吸系统疾病

第一节　急性上呼吸道感染

急性上呼吸道感染是鼻腔和咽喉部呼吸道黏膜急性炎症的总称。

辨证论治

1. 风寒束表

临床表现：恶寒重，发热轻，无汗，头痛，肢体酸楚，甚则疼痛，鼻塞声重，打喷嚏，时流清涕，咽痒，咳嗽，痰白稀薄；舌苔薄白，脉浮或浮紧。

治法：辛温解表，宣肺散寒。

代表方：荆防败毒散加减。

参考处方：荆芥9g、防风9g、茯苓9g、独活9g、北柴胡9g、枳壳9g、羌活9g、桔梗9g、甘草6g。

2. 风热犯表

临床表现：身热较著，微恶风，汗泄不畅，咽干，甚则咽痛，鼻塞，流黄稠涕，头胀痛，咳嗽，痰黏或黄，口干欲饮；舌尖红，舌苔薄白干或薄黄，脉浮数。

治法：辛凉解表，疏风清热。

代表方：银翘散加减。

参考处方：金银花 15g、连翘 15g、薄荷 6g、荆芥 12g、淡豆豉 12g、桔梗 9g、牛蒡子 9g、甘草 6g。

3. 暑湿伤表

临床表现：发热，微恶风，身热不扬，汗出不畅，肢体困重或酸痛，头重如裹，胸闷脘痞，纳呆，鼻塞，流浊涕，心烦口渴，大便或溏，小便短赤；舌苔白腻或黄腻，脉濡数或滑。

治法：清暑祛湿解表。

代表方：新加香薷饮加减。

参考处方：香薷 6g、金银花 9g、扁豆花 9g、连翘 6g、厚朴 6g、甘草 6g。

第二节　急性气管－支气管炎

急性气管－支气管炎是由生物、物理、化学刺激或过敏等因素引起的气管－支气管黏膜的急性炎症。

辨证论治

1. 风寒袭肺

临床表现：咳嗽声重，气急，咽痒，咳白稀痰，常伴有鼻塞，流清涕，头痛，肢体酸痛，恶寒发热，无汗；舌苔薄白，脉浮或浮紧。

治法：疏风散寒，宣肺止咳。

代表方：三拗汤合止嗽散加减。

参考处方：麻黄 9g、苦杏仁 6g、生姜 6g、桔梗 12g、荆芥 12g、陈皮 6g、紫菀 12g、百部 12g、白前 12g、甘草 6g。

2. 风热犯肺

临床表现：咳嗽频剧，气粗或咳声嘶哑，喉燥咽痛，咳痰不爽，痰黏稠或色黄，常伴有鼻流黄涕，口渴，头痛，恶风，身热；舌红，苔薄黄，脉浮数或浮滑。

治法：疏风清热，宣肺止咳。

代表方：桑菊饮加减。

参考处方：桑叶 9g、菊花 6g、苦杏仁 6g、连翘 5g、薄荷 6g、桔梗 6g、芦根 6g、甘草 3g。

3. 燥热伤肺

临床表现：干咳无痰，或痰少而黏，不易咳出，或痰中带有血丝，咽喉干痛，口鼻干燥，初起或伴有少许恶寒、身热、头痛；舌尖红，苔薄白或薄黄而干，脉浮数或小数。

治法：疏风清肺，润燥止咳。

代表方：桑杏汤加减。

参考处方：桑叶 12g、苦杏仁 6g、北沙参 9g、浙贝母 3g、淡豆豉 9g、栀子 12g。

4. 凉燥伤肺

临床表现：干咳，痰少或无痰，咽干鼻燥，兼有头痛、恶寒、发热、无汗；苔薄白而干，脉浮紧。

治法：清宣凉燥，润肺止咳。

代表方：杏苏散加减。

参考处方：苦杏仁 9g、紫苏子 9g、陈皮 6g、法半夏 6g、生姜 6g、枳壳 6g、桔梗 6g、前胡 9g、茯苓 9g、甘草 3g。

第三节　慢性支气管炎

慢性支气管炎是气管、支气管黏膜及其周围组织的慢性非特异性炎症。临床上以咳嗽、咳痰为主要症状，或有喘息，每年发病持续 3 个月或者更长时间，连续 2 年或 2 年以上，并排除具有咳嗽、咳痰、喘息症状的其他疾病。

辨证论治

1. 风寒袭肺

临床表现：咳嗽声重，气急，咽痒，咳白稀痰，常伴有鼻塞、流清涕、头痛、肢体酸痛、恶寒发热、无汗；舌苔薄白，脉浮或浮紧。

治法：疏风散寒，宣肺止咳。

代表方：三拗汤合止嗽散加减。

参考处方：麻黄 9g、苦杏仁 6g、生姜 6g、桔梗 12g、荆芥 12g、陈皮 6g、紫菀 12g、百部 12g、白前 12g、甘草 6g。

2. 风热犯肺

临床表现：咳嗽频剧，气粗或咳声嘶哑，喉燥咽痛，咳痰不爽，痰黏稠或色黄，常伴有鼻流黄涕、口渴、头痛、恶风、身热；舌红，苔薄黄，脉浮数或浮滑。

治法：疏风清热，宣肺止咳。

代表方：桑菊饮加减。

参考处方：桑叶 9g、菊花 6g、苦杏仁 6g、连翘 5g、薄荷 6g、桔梗 6g、芦根 6g、甘草 3g。

3. 风燥伤肺

临床表现：干咳无痰，或痰少而黏，不易咳出，或痰中带有血丝，咽喉干痛，口鼻干燥，初起或伴有少许恶寒、身热、头痛；舌尖红，苔薄白或薄黄而干，脉浮数或小数。

治法：疏风清肺，润燥止咳。

代表方：桑杏汤加减。

参考处方：桑叶 9g、苦杏仁 6g、北沙参 9g、浙贝母 3g、淡豆豉 12g、栀子 12g。

4. 痰湿蕴肺

临床表现：咳嗽反复发作，咳声重浊，痰多色白质稠，胸脘痞闷，纳差乏力；舌淡苔白腻，脉滑。

治法：燥湿化痰，理气止咳。

代表方：二陈平胃散合三子养亲汤加减。

参考处方：陈皮 9g、法半夏 9g、茯苓 15g、甘草 6g、苍术 9g、厚朴 6g、白芥子 6g、紫苏子 9g、莱菔子 9g。

第四节　支气管哮喘

支气管哮喘，是一种以慢性气道炎症和气道高反应性为特征的异质性疾病。临床表现为反复发作的喘息、气急、胸闷或咳嗽等症状，常在夜间及凌晨发作或加重，多数病人可自行缓解或经治疗后缓解。

1. 寒哮

临床表现：呼吸急促，喉中哮鸣有声，胸膈满闷如塞；咳不甚，痰稀薄色白，咳吐不爽，面色晦滞带青，口不渴或渴喜热饮，天冷或受寒易发，形寒畏冷；初起多兼恶寒、发热、头痛等表证；舌苔白滑，脉弦紧或浮紧。

治法：宣肺散寒，化痰平喘。

代表方：射干麻黄汤加减。

参考处方：射干 9g、麻黄 9g、生姜 12g、细辛 3g、紫菀 9g、款冬花 9g、大枣 3g、清半夏 9g、五味子 3g。

2. 热哮

临床表现：气粗息涌，咳呛阵作，喉中哮鸣，胸高胁胀，烦闷不安；汗出，口渴喜饮，面赤口苦，咳痰色黄或色白，黏浊稠厚，咳吐不利，不恶寒；舌质红，苔黄腻，脉滑数或弦滑。

治法：清热宣肺，化痰定喘。

代表方：定喘汤加减。

参考处方：麻黄 9g、苦杏仁 6g、紫苏子 6g、清半夏 9g、款冬花 9g、桑白皮 9g、黄芩 6g。

第五节　肺炎

肺炎是指各种原因引起的肺组织的炎症，感染是最常见的原因。引起肺炎的病原体有细菌、病毒、支原体、衣原体、真菌等。

辨证论治

1. 邪犯肺卫

临床表现：发病初起，咳嗽咳痰不爽，痰色白或黏稠色黄，发热重，恶寒轻，无汗或少汗，口微渴，头痛，鼻塞；舌边尖红，苔薄白或微黄，脉浮数。

治法：疏风清热，宣肺止咳。

代表方：三拗汤或桑菊饮加减。

参考处方：麻黄 6g、苦杏仁 6g、甘草 6g、桑叶 9g、菊花 6g、连翘 5g、薄荷 6g、桔梗 6g、芦根 6g。

2. 痰热壅肺

临床表现：咳嗽，咳痰黄稠或咳铁锈色痰，呼吸气促，高热不退，胸膈痞满，按之疼痛，口渴烦躁，小便黄赤，大便干燥；舌红苔黄，脉洪数或滑数。

治法：清热化痰，宽胸止咳。

代表方：麻杏石甘汤合千金苇茎汤。

参考处方：麻黄 9g、苦杏仁 9g、石膏 18g、甘草 6g、薏苡仁 15g、桃仁 12g、冬瓜子 15g。

第六节　慢性阻塞性肺疾病

慢性阻塞性肺疾病是一种具有气流受限特征的疾病，气流受限不完全可逆，呈进行性发展，与肺部对有害气体或有害颗粒的异常炎症反应有关。

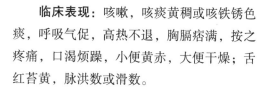

辨证论治

1. 外寒内饮

临床表现：咳逆喘息不得卧，痰多稀薄，恶寒发热，背冷无汗，渴不多饮，或渴喜热饮，面色青暗；舌苔白滑，脉弦紧。

治法：温肺散寒，解表化饮。

代表方：小青龙汤加减。

参考处方：麻黄 9g、白芍 9g、细辛 3g、炙甘草 6g、干姜 6g、桂枝 9g、五味子 3g、清半夏 9g。

2. 痰热郁肺

临床表现：咳逆喘息气粗，烦躁胸满，痰黄或白，黏稠难咯，或身热微恶寒，有汗不多，溲黄便干，口渴；舌红，苔黄或黄腻，脉数或滑数。

治法：清肺化痰，降逆平喘。

代表方：越婢加半夏汤或桑白皮汤加减。

参考处方：麻黄 12g、石膏 9g、生姜 9g、炙甘草 9g、桑白皮 9g、清半夏 9g、紫苏子 6g、苦杏仁 6g、浙贝母 9g、大枣 9g。

3. 痰浊壅肺

临床表现：咳喘痰多，色白黏腻，短气喘息，稍劳即著，脘痞腹胀，倦怠乏力；舌质偏淡，苔薄腻或浊腻，脉滑。

治法：健脾化痰，降气平喘。

代表方：三子养亲汤合二陈汤加减。

参考处方：芥子 9g、莱菔子 9g、紫苏子 9g、清半夏 9g、化橘红 15g、陈皮 9g、茯苓 9g、甘草 6g。

4. 肺脾气虚

临床表现：咳喘日久，气短，痰多稀白，胸闷腹胀，倦怠懒言，面色㿠白，食少便溏；舌淡白，脉细弱。

治法：补肺健脾，益气平喘。

代表方：补肺汤合四君子汤加减。

参考处方：人参 9g、黄芪 12g、桑白皮 9g、熟地黄 12g、紫菀 6g、五味子 3g、川芎 9g、白术 9g、茯苓 9g、甘草 6g。

第七节　原发性支气管肺癌

原发性支气管肺癌简称肺癌，是最常见的肺部原发性恶性肿瘤，绝大多数起源于支气管黏膜或腺体，常有淋巴结和血行转移。肺癌早期表现为刺激性干咳、咳痰、痰中带血等呼吸道症状，随病情进展，可出现胸痛、呼吸困难、声音嘶哑等局部压迫症状。

辨证论治

1. 气滞血瘀

临床表现：咳嗽，咳痰，或痰血暗红，胸闷胀痛或刺痛，面青唇暗，肺中积块；舌质暗紫或有瘀点、瘀斑，脉弦或涩。

治法：化瘀散结，行气止痛。

代表方：血府逐瘀汤加减。

参考处方：当归9g、生地黄9g、桃仁12g、红花9g、枳壳6g、北柴胡9g、川芎9g、牛膝9g、甘草6g。

2. 痰湿毒蕴

临床表现：咳嗽痰多，胸闷气短，肺中积块，可见胸胁疼痛，纳差便溏，神疲乏力；舌质暗或有瘀斑，苔厚腻，脉弦滑。

治法：祛湿化痰。

代表方：二陈汤合瓜蒌薤白半夏汤加减。

参考处方：清半夏9g、化橘红15g、陈皮 9g、茯苓 9g、瓜蒌 24g、薤白 9g、甘草 6g。

3. 阴虚毒热

临床表现：咳嗽，无痰或少痰，或痰中带血，甚则咯血不止，肺中积块，心烦，少寐，手足心热，或低热盗汗，或邪热炽盛，羁留不退，口渴，大便秘结；舌质红，苔薄黄，脉细数或数大。

治法：养阴清热，解毒散结。

代表方：沙参麦冬汤合五味消毒饮加减。

参考处方：北沙参 9g、玉竹 6g、麦冬 9g、天花粉 6g、金银花 30g、野菊花 12g、天葵子 12g、紫花地丁 12g、蒲公英 12g、甘草 3g。

4. 气阴两虚

临床表现：咳嗽无力，有痰或无痰，痰中带血，肺中积块，神疲乏力，时有心悸，汗出气短，口干，发热或午后潮热，手足心热，纳呆脘胀，便干或稀；舌质红，苔薄，脉细数无力。

治法：益气养阴，化痰散结。

代表方：沙参麦冬汤加减。

参考处方：北沙参 9g、玉竹 6g、麦冬 9g、天花粉 6g、白扁豆 9g、桑叶 6g、甘草 3g。

第二章　循环系统疾病

第一节　心力衰竭

（一）急性心力衰竭

急性心力衰竭是指急性心脏病变引起心肌收缩力明显降低，或心室负荷急性加重而导致心排量显著、急性降低，体循环、肺循环压力突然增高，导致组织灌注不足和急性体、肺循环淤血的临床综合征。

 辨证论治

1. 心肺气虚

临床表现：心悸、气短，肢倦乏力，动则加剧，咳喘，不能平卧，面色苍白；舌淡或边有齿痕，脉沉细或虚数。

治法：补益心肺。

代表方：养心汤合补肺汤加减。

参考处方：黄芪12g、桑白皮9g、茯苓

15g、茯神 15g、清半夏 9g、当归 15g、川芎 15g、熟地黄 12g、紫菀 6g、五味子 3g、远志 9g、人参 6g。

2. 心脾阳虚

临床表现：心悸，喘息不能卧，颜面及肢体浮肿，脘痞腹胀，食少纳呆，形寒肢冷，大便溏泄，小便短少；舌淡胖或暗淡，苔白滑，脉沉细无力或结代。

治法：益气健脾，温阳利水。

代表方：真武汤加减。

参考处方：茯苓 20g、白芍 15g、生姜 12g、制附子 12g、白术 6g。

（二）慢性心力衰竭

慢性心力衰竭是由于各种原因的初始心肌损伤，引起心肌结构和功能的变化，最后导致心室泵血和充盈功能低下的临床综合征。

辨证论治

1. 气虚血瘀

临床表现：心悸怔忡，胸闷气短，甚则咳喘，动则尤甚，神疲乏力，面白或暗淡，自汗，口唇青紫，甚则胁痛积块，颈动脉怒张；舌质紫暗或有瘀斑，脉虚涩或结代。

治法：养心补肺，益气活血。

代表方：保元汤合桃红饮加减。

参考处方：人参9g、黄芪15g、肉桂6g、生姜6g、甘草6g、桃仁9g、红花6g、当归12g。

2. 气阴两虚

临床表现：心悸气短，身重乏力，心烦不寐，口咽干燥，小便短赤，甚则五心烦热，潮热盗汗，眩晕耳鸣，肢肿形瘦，唇甲稍暗；舌质暗红，少苔，脉细数或结代。

治法：益气养阴，活血化瘀。

代表方：生脉饮合血府逐瘀汤加减。

参考处方：人参9g、麦冬15g、五味子3g、桃仁12g、红花9g、当归9g、生地黄9g、牛膝9g、川芎12g、桔梗12g、赤芍6g、枳壳6g、甘草6g、北柴胡6g。

3. 阳虚水泛

临床表现：心悸怔忡，气短喘粗，动则尤甚，或端坐不得卧，精神萎靡，乏力懒动，腰膝酸软，形寒肢冷，肢体浮肿，下肢尤甚；舌淡，苔白，脉沉弱。

治法：温阳利水。

代表方：参附汤、五苓散合葶苈大枣泻肺汤加减。

参考处方：人参12g、制附子9g、茯苓15g、猪苓12g、白术9g、泽泻15g、桂枝6g、葶苈子9g、甘草3g。

第二节　快速性心律失常

快速性心律失常是临床上常见的心血管病症，主要包括各种原因引起的过早搏动、心动过速、扑动和颤动等。

辨证论治

1. 心虚胆怯

临床表现：心悸不宁，善惊易恐，坐卧不安，不寐多梦而易惊醒，恶闻声响，食少纳呆；苔薄白，脉细数或细弦。

治法：镇惊定志，养心安神。

代表方：安神定志丸加减。

参考处方：人参 9g、茯苓 15g、茯神 15g、石菖蒲 15g、远志 9g。

2. 心血不足

临床表现：心悸气短，头晕目眩，失眠健忘，面色无华，倦怠乏力，纳呆食少；舌淡红，脉细弱。

治法：补血养心，益气安神。

代表方：归脾汤加减。

参考处方：白术 12g、当归 15g、茯神 18g、黄芪 18g、龙眼肉 18g、远志 3g、酸枣仁 18g、木香 9g。

3. 阴虚火旺

临床表现：心悸易惊，心烦失眠，五心烦热，口干，盗汗，思虑劳心则症状加重，伴耳鸣腰酸，头晕目眩，急躁易怒；舌红少津，苔少或无，脉细数。

治法：滋阴清火，养心安神。

代表方：天王补心丹合朱砂安神丸加减。

参考处方：人参 6g、茯苓 12g、玄参

6g、丹参 20g、桔梗 6g、麦冬 9g、天冬 9g、柏子仁 15g、生地黄 12g。

4. 瘀阻心脉

临床表现： 心悸不安，胸闷不舒，心痛时作，痛如针刺，唇甲青紫；舌质紫暗或有瘀斑，脉涩或结或代。

治法： 活血化瘀，理气通络。

代表方： 桃仁红花煎加减。

参考处方： 丹参 12g、赤芍 12g、桃仁 9g、红花 9g、延胡索 12g、青皮 9g。

5. 痰火扰心

临床表现： 心悸时发时止，胸闷烦躁，失眠多梦，口干口苦，大便秘结，小便黄赤；舌质红，舌苔黄腻，脉弦滑。

治法： 清热化痰，宁心安神。

代表方： 黄连温胆汤加减。

参考处方： 黄连 12g、竹茹 15g、枳实 9g、清半夏 9g、陈皮 6g。

第三节　缓慢性心律失常

缓慢性心律失常是指有效心搏每分钟低于 60 次的各种心律失常。常见的有窦性心动过缓、窦房传导阻滞、窦性停搏、房室传导阻滞、病态窦房结综合征等。

辨证论治

1. 心阳不足

临床表现：心悸气短，动则加剧，或突然晕倒，汗出倦怠，面色苍白，形寒肢冷；舌淡苔白，脉虚弱或沉细而迟。

治法：温补心阳，通脉定悸。

代表法：人参四逆汤合桂枝甘草龙骨牡蛎汤加减。

参考处方：人参 6g、干姜 6g、炙甘草 9g、桂枝 15g、生龙骨 30g、生牡蛎 30g。

2. 心肾阳虚

临床表现：心悸气短，动则加剧，面色苍白，形寒肢冷，腰膝酸软，小便清长，下肢浮肿；舌质淡胖，脉沉迟。

治法：温补心肾，温阳利水。

代表方：参附汤合真武汤加减。

参考处方：人参 12g、茯苓 20g、白芍 12g、生姜 9g、制附子 6g、白术 6g。

3. 气阴两虚

临床表现：心悸气短，乏力，失眠多梦，五心烦热；舌质淡红少津，脉虚弱或结代。

治法：益气养阴，养心通脉。

代表方：炙甘草汤加减。

参考处方：炙甘草 20g、人参 6g、桂枝 9g、生姜 9g、阿胶 6g、生地黄 24g、麦冬 9g。

4. 心脉痹阻

临床表现：心悸，胸闷憋气，心痛时作；舌质暗或有瘀点、瘀斑，脉结代或虚。

治法：活血化瘀，理气通络。

代表方：血府逐瘀汤加减。

参考处方：桃仁 12g、红花 9g、当归 9g、生地黄 9g、牛膝 9g、川芎 15g、桔梗 12g、赤芍 6g、枳壳 6g、甘草 6g、北柴胡 6g。

第四节 原发性高血压

原发性高血压是以血压升高为主要临床表现，伴或不伴有多种心血管危险因素的综合征，通常简称为高血压。高血压是以体循环动脉压增高为主要临床表现的临床综合征。

辨证论治

1. 肝阳上亢

临床表现：头晕头痛，心烦易怒，口苦面红，或兼胁痛，大便秘结，小便黄赤；舌红，苔薄黄，脉弦细而有力。

治法：平肝潜阳。

代表方：天麻钩藤饮加减。

参考处方：天麻9g、钩藤20g、石决明18g、川牛膝12g、栀子9g、黄芩9g、杜仲9g、益母草9g、桑寄生9g、首乌藤9g、茯神9g。

2. 痰湿内盛

临床表现：头晕头痛，头痛如裹，困倦乏力，胸闷，腹胀痞满，少食多寐，呕吐痰涎，肢体沉重；舌胖，苔腻，脉濡滑。

治法：祛痰降浊。

代表方：半夏白术天麻汤加减。

参考处方：清半夏9g、白术18g、天麻6g、化橘红6g、茯苓6g、甘草3g。

3. 瘀血阻窍

临床表现：头痛经久不愈，痛处固定不移，痛如锥刺，头晕阵作，偏身麻木，胸闷，时有心前区痛，口唇发绀；舌质紫暗，可见瘀斑、瘀点，脉弦细涩。

治法：活血化瘀。

代表方：通窍活血汤加减。

参考处方：赤芍15g、川芎20g、桃仁9g、红花9g、葱白6g、生姜9g、甘草6g。

4. 肾阳虚衰

临床表现：头晕眼花，头痛耳鸣，腰膝酸软，神疲乏力，夜尿频多，大便溏薄；舌淡胖，脉沉弱。

治法：温补肾阳。

代表方：济生肾气丸加减。

参考处方：熟地黄 20g、车前子 15g、山药 12g、茯苓 12g、山萸肉 12g、丹皮 12g、泽泻 12g、肉桂 6g、怀牛膝 9g、制附子 6g。

5. 肝肾阴虚

临床表现：头晕耳鸣，目涩，咽干，五心烦热，盗汗，不寐多梦，腰膝酸软，大便干涩，小便热赤；舌质红，少苔，脉细数或弦细。

治法：滋补肝肾，平肝潜阳。

代表方：杞菊地黄汤加减。

参考处方：枸杞子 9g、菊花 9g、熟地黄 24g、山药 12g、茯苓 9g、牡丹皮 9g、泽泻 9g。

第五节　冠状动脉粥样硬化性心脏病

冠状动脉粥样硬化性心脏病是指冠状动脉粥样硬化使管腔狭窄、阻塞或冠状动脉痉挛导致心肌缺血、缺氧或坏死而引起的心脏病。

1. 心血瘀阻

临床表现：心胸疼痛，如刺如绞，痛有定处，入夜为甚，甚则心痛彻背，背痛彻心，或痛引肩背，伴有胸闷，日久不愈，可因暴怒、劳累而加重；舌质紫暗，有瘀斑，苔薄，脉弦涩。

治法：活血化瘀，通脉止痛。

代表方：血府逐瘀汤加减。

参考处方：当归12g、生地黄15g、桃仁9g、红花9g、枳壳6g、北柴胡9g、川芎9g、牛膝6g。

2. 气滞心胸

临床表现：心胸满闷，隐痛阵发，痛有定处，时欲太息，遇情志不遂时容易诱发或加重，或兼有胸部胀闷，得嗳气或矢气则舒；苔薄或薄腻，脉细弦。

治法：疏肝理气，活血通络。

代表方：柴胡疏肝散加减。

参考处方：陈皮12g、北柴胡6g、枳壳

12g、白芍 12g、川芎 15g、香附 6g、甘草 3g。

3. 痰浊闭阻

临床表现：胸闷重而心痛微，痰多气短，肢体沉重，形体肥胖，遇阴雨天而易发作或加重，伴有倦怠乏力，纳呆便溏，咳吐痰涎；舌体胖大且边有齿痕，苔浊腻或白滑，脉滑。

治法：通阳泄浊，豁痰宣痹。

代表方：瓜蒌薤白半夏汤合涤痰汤加减。

参考处方：瓜蒌24g、薤白9g、清半夏6g、枳实6g、茯苓12g、石菖蒲9g、人参6g、竹茹6g。

第六节　心脏瓣膜病

心脏瓣膜病是由于炎症、黏液样变性、退行性改变、先天性畸形等原因引起的单个或多个瓣膜的功能或结构异常，导致瓣口狭窄或关闭不全。

1. 心肺瘀阻

临床表现：心悸气短，胸痛憋闷，或咳痰咯血，两颧紫红，甚至面色瘀暗、唇紫；舌质瘀暗或有瘀点，脉细数或结代。

治法：行气活血化瘀。

代表方：血府逐瘀汤加减。

参考处方：桃仁 12g、红花 9g、当归 9g、生地黄 9g、牛膝 9g、川芎 15g、桔梗 12g、赤芍 6g、枳壳 6g、甘草 6g、北柴胡 6g。

2. 气血亏虚

临床表现：心悸气短，头晕目眩，失眠健忘，面色无华，倦怠乏力，纳呆食少；舌淡红，脉细弱。

治法：补血养心，益气安神。

代表方：归脾汤。

参考处方：白术 12g、当归 15g、茯神 18g、炙黄芪 18g、龙眼肉 18g、远志 6g、酸枣仁 18g、木香 9g。

内科

3. 气阴两虚

临床表现：心悸易惊，心烦失眠，口干，面色无华，动则汗出，头晕目眩；舌质红或淡红，苔薄白，脉细数无力或促、结、代。

治法：益气养阴，宁心复脉。

代表方：炙甘草汤加味。

参考处方：炙甘草 20g、人参 6g、桂枝 9g、生姜 9g、阿胶 6g、生地黄 24g、麦冬 9g。

4. 气虚血瘀

临床表现：心悸气短，头晕乏力，面白或暗，心痛时作，痛如针刺，唇甲青紫；舌质紫暗或有瘀斑，脉涩或结或代。

治法：益气养心，活血通脉。

代表方：独参汤合桃仁红花煎加减。

参考处方：人参 9g、丹参 20g、赤芍 12g、桃仁 9g、红花 9g、延胡索 9g、青皮 9g。

第七节　病毒性心肌炎

病毒性心肌炎是指病毒感染引起的以心肌非特异性炎症为主要病变的心肌疾病，有时可累及心包、心内膜等。病情轻重不一，轻者临床表现较少，重者可发生严重心律失常、心力衰竭、心源性休克，甚至猝死。

辨证论治

1. 热毒侵心

临床表现：发热微恶寒，头身疼痛，鼻塞流涕，咽痛口渴，口干口苦，小便黄赤，心悸气短，胸闷或隐痛；舌红，苔薄黄，脉浮数或结代。

治法：清热解毒，宁心安神。

代表方：银翘散加减。

参考处方：金银花 15g、连翘 15g、薄荷 6g、荆芥 12g、淡豆豉 12g、桔梗 9g、牛蒡子 9g、甘草 6g。

2. 湿毒犯心

临床表现：发热微恶寒，恶心欲呕，腹胀腹痛，大便稀溏，困倦乏力，口渴、心悸，胸闷或隐痛；舌红，苔黄腻，脉濡数或促、结、代。

治法：解毒化湿，宁心安神。

代表方：葛根芩连汤合甘露消毒丹加减。

参考处方：葛根 15g、炙甘草 6g、黄芩 9g、黄连 9g、滑石 15g、茵陈 9g、石菖蒲 6g、浙贝母 6g。

3. 心阴虚损

临床表现：心悸胸闷，口干心烦，失眠多梦，或有低热盗汗，手足心热；舌红，无苔或少苔，脉细数或促、结、代。

治法：滋阴清热，养心安神。

代表方：天王补心丹加减。

参考处方：人参 6g、茯苓 6g、玄参 6g、丹参 6g、桔梗 6g、麦冬 9g、天冬 9g、柏子仁 9g、生地黄 12g。

4. 气阴两虚

临床表现：心悸怔忡，胸闷或痛，气短乏力，失眠多梦，自汗盗汗；舌质红，苔薄或少苔，脉细数无力或促、结、代。

治法：益气养阴，宁心安神。

代表方：炙甘草汤合生脉散加减。

参考处方：炙甘草20g、人参6g、桂枝9g、生姜9g、阿胶6g、生地黄24g、麦冬9g、五味子3g。

第八节　扩张性心肌病

扩张性心肌病指伴有心功能障碍的心肌疾病，以心室扩大和心肌收缩功能降低为特征。

辨证论治

1. 邪毒犯心

临床表现：身热微恶寒，咽痛身痛，心悸，胸闷或痛，气短乏力，心烦少寐；舌尖红，苔薄黄，脉浮数。

治法：清热解毒，宁心安神。

代表方：银翘散加减。

参考处方：金银花15g、连翘15g、薄荷6g、荆芥12g、淡豆豉12g、桔梗9g、牛蒡子 9g、甘草 6g。

2. 气虚血瘀

临床表现：心悸气短，神疲乏力，动则较著，或有自汗，夜寐梦扰；舌暗淡或有瘀点，脉弱涩或结代。

治法：补益心气，活血化瘀。

代表方：圣愈汤合桃红四物汤加减。

参考处方：熟地黄 20g、炒白芍 15g、川芎 9g、人参 12g、当归 15g、黄芪 15g、桃仁 9g、红花 6g。

3. 气阴两虚

临床表现：心悸气短，活动后症状加重，头晕乏力，颧红，自汗或盗汗，失眠，口干；舌质红或淡红，苔薄白，脉细数。

治法：益气养阴，养心安神。

代表方：炙甘草汤合天王补心丹加减。

参考处方：炙甘草 20g、人参 6g、桂枝 9g、生姜 9g、阿胶 6g、生地黄 24g、茯苓 6g、玄参 6g、丹参 6g、桔梗 6g、麦冬 9g、天冬 9g、柏子仁 9g。

第三章　消化系统疾病

第一节　慢性胃炎

慢性胃炎是指由多种病因引起的慢性胃黏膜炎症病变，可表现为中上腹不适、饱胀、钝痛、烧灼痛等，也可呈食欲缺乏、嗳气、泛酸、恶心等消化不良症状。

辨证论治

1. 肝胃不和

临床表现：胃脘胀痛，痛连两胁，遇烦恼则痛作或痛甚、嗳气、矢气则痛舒，胸闷嗳气，喜长叹息，大便不畅；舌苔多薄白，脉弦。

治法：疏肝理气，和胃止痛。

代表方：柴胡疏肝散加减。

参考处方：陈皮 12g、北柴胡 6g、枳壳 6g、白芍 6g、川芎 6g、香附 6g、甘草 3g。

2. 脾胃虚弱

临床表现：胃脘隐痛，喜温喜按，劳累或受凉后发作或加重，泛吐清水，神疲纳呆，四肢倦怠，手足不温，大便溏薄；舌质淡红，苔薄白，脉沉细。

治法：健脾益气，温中和胃。

代表方：四君子汤加减。

参考处方：白术 9g、茯苓 15g、人参 12g、甘草 6g。

3. 瘀血停滞

临床表现：胃脘刺痛，痛有定处，按之痛甚，食后加剧，入夜尤甚，或见吐血、黑便；舌质紫暗或有瘀斑，脉涩。

治法：化瘀通络，理气和胃。

代表方：失笑散合丹参饮加减。

参考处方：蒲黄 6g、五灵脂 6g、丹参 30g、檀香 3g、砂仁 6g。

4. 脾胃湿热

临床表现：胃脘灼热胀痛，嘈杂，脘腹痞闷，口干口苦，渴不欲饮，身重肢倦，尿黄；舌质红，苔黄腻，脉滑。

治法：清利湿热，醒脾化浊。

代表方：三仁汤加减。

参考处方：苦杏仁 15g、法半夏 9g、滑石 18g、薏苡仁 18g，通草、豆蔻、淡竹叶、厚朴各 6g。

第二节　急性胃炎

急性胃炎是指由不同病因引起的急性胃黏膜炎症，主要表现为腹胀、腹痛等上腹部症状。

辨证论治

1. 寒邪客胃

临床表现：胃痛暴作，恶寒喜暖，得温痛减，遇寒加重，口淡不渴，或喜热饮；舌淡，苔薄白，脉弦紧。

治法：温胃散寒，行气止痛。

代表方：香苏散合良附丸加减。

参考处方：香附 12g、紫苏子 12g、陈皮 6g、甘草 3g、高良姜 9g。

2. 食积气滞

临床表现：胃脘疼痛，胀满拒按，嗳腐吞酸，或呕吐不消化食物，其味腐臭，吐后痛减，不思饮食，大便不爽，得矢气及便后稍舒；舌苔厚腻，脉滑。

治法：消食导滞，调理气机。

代表方：保和丸加减。

参考处方：山楂 18g、六神曲 6g、姜半夏 9g、茯苓 9g、陈皮 12g、连翘 12g、莱菔子 6g。

3. 肝气犯胃

临床表现：胃脘胀痛，痛连两胁，遇烦恼则痛作或痛甚，嗳气、矢气则痛舒，胸闷嗳气，喜长叹息，大便不畅；舌苔多薄白，脉弦。

治法：疏肝解郁，理气止痛。

代表方：柴胡疏肝散加减。

参考处方：陈皮 15g、北柴胡 6g、枳壳 9g、白芍 9g、川芎 6g、香附 6g、甘草 3g。

4. 胃络瘀阻

临床表现：胃脘刺痛，痛有定处，按之痛甚，食后加剧，入夜尤甚，或见吐血、黑便；舌质紫暗或有瘀斑，脉涩。

治法：化瘀通络，理气和胃。

代表方：失笑散合丹参饮加减。

参考处方：蒲黄 6g、五灵脂 6g、丹参 30g、檀香 3g、砂仁 3g。

5. 脾胃虚寒

临床表现：胃痛隐隐，绵绵不休，喜温喜按，空腹痛甚，得食则缓，劳累或受凉后发作或加重，泛吐清水，神疲纳呆，四肢倦怠，手足不温，大便溏薄；舌淡苔白，脉虚弱或迟缓。

治法：温中健脾，和胃止痛。

代表方：黄芪建中汤加减。

参考处方：黄芪 15g、桂枝 9g、白芍 18g、生姜 9g、甘草 6g、大枣 15g。

第三节　功能性消化不良

功能性消化不良是指由胃和十二指肠功能紊乱引起的餐后饱胀感、中上腹痛及中上腹烧灼感等症状，而无器质性疾病的一组临床综合征。

1. 外寒内滞

临床表现：脘腹痞闷，不思饮食，嗳气呕恶，恶寒发热，头痛无汗，身体疼痛，大便溏薄；舌苔薄白或白腻，脉浮紧或濡。

治法：理气和中，疏风散寒。

代表方：香苏散加减。

参考处方：香附 12g、紫苏子 12g、陈皮 12g、甘草 3g。

2. 饮食内停

临床表现：脘腹痞胀，进食尤甚，嗳腐吞酸，恶食呕吐，或大便不调，矢气频作，臭如败卵；舌苔厚腻，脉滑。

治法：消食和胃，行气消痞。

代表方：保和丸加减。

参考处方：山楂 18g、六神曲 6g、姜半夏 9g、茯苓 9g、陈皮 6g、连翘 12g、莱菔子 6g。

3. 痰湿中阻

临床表现：脘腹痞塞不舒，胸膈满闷，头晕目眩，身重困倦，呕恶纳呆，口淡不渴，小便不利；舌苔白厚腻，脉沉滑。

治法：燥湿健脾，化痰理气。

代表方：二陈平胃散加减。

参考处方：清半夏9g、茯苓12g、陈皮12g、甘草6g、苍术9g、厚朴9g。

第四节　消化性溃疡

消化性溃疡是胃肠道黏膜被胃酸和胃蛋白酶消化而引起的溃疡。常分为胃溃疡和十二指肠溃疡两大类。

辨证论治

1. 肝胃不和

临床表现：胃脘胀痛，痛连两胁，遇烦恼则痛作或痛甚，嗳气、矢气则痛舒，胸闷嗳气，喜长叹息，大便不畅；舌苔多薄白，脉弦。

治法：疏肝理气，健脾和胃。

代表方：柴胡疏肝散合五磨饮子加减。

参考处方：陈皮12g、北柴胡6g、枳壳

9g、白芍 12g、川芎 6g、香附 6g、甘草 3g、木香 6g、槟榔 6g、枳实 6g。

2. 脾胃虚寒

临床表现：胃痛隐隐，绵绵不休，喜温喜按，泛吐清水，神疲纳呆，四肢倦怠，手足不温，大便溏薄；舌淡苔白，脉虚弱或迟缓。

治法：温中健脾，和胃止痛。

代表方：黄芪建中汤加减。

参考处方：黄芪 15g、桂枝 9g、白芍 18g、生姜 9g、甘草 6g、大枣 15g。

3. 胃阴不足

临床表现：胃脘隐痛，似饥而不欲食，口干而不欲饮，纳差，干呕，手足心热，大便干；舌红，少津少苔，脉细数。

治法：健脾养阴，益胃止痛。

代表方：益胃汤加味。

参考处方：北沙参 9g、麦冬 15g、生地黄 15g、玉竹 6g。

4. 瘀血停胃

临床表现：胃脘刺痛，痛有定处，按之痛甚，食后加剧，入夜尤甚，或见吐血、黑便；舌质紫暗或有瘀斑，脉涩。

治法：化瘀通络，理气和胃。

代表方：失笑散合丹参饮加减。

参考处方：蒲黄 6g、五灵脂 6g、丹参 30g、檀香 3g、砂仁 3g。

5. 肝胃郁热

临床表现：胃脘灼热疼痛，胸胁胀满，泛酸，口苦口干，烦躁易怒，大便秘结；舌红，苔黄，脉弦数。

治法：清胃泄热，疏肝理气。

代表方：化肝煎合左金丸加减。

参考处方：青皮 6g、陈皮 12g、白芍 6g、牡丹皮 12g、栀子 12g、泽泻 9g、浙贝母 6g、黄连 12g、吴茱萸 3g。

第五节　溃疡性结肠炎

溃疡性结肠炎是一种直肠和结肠慢性非特异性炎症性疾病，病变主要累及大肠黏膜和黏膜下层。

1. 湿热内蕴

临床表现：泄泻，脓血便，里急后重，腹痛灼热，发热，肛门灼热，小便短黄；舌质红，苔黄腻，脉滑数或濡数。

治法：清热利湿。

代表方：白头翁汤加味。

参考处方：白头翁 15g、黄柏 9、黄连 9g、秦皮 9g。

2. 脾胃虚弱

临床表现：大便时溏时泻，迁延反复，粪便带有黏液或脓血，食少，腹胀，肢体倦怠，身疲懒言；舌质淡胖或边有齿痕，苔薄白，脉细弱或濡缓。

治法：健脾渗湿。

代表方：参苓白术散加减。

参考处方：白扁豆 12g、白术 12g、桔梗 6g、人参 9g、砂仁 6g、山药 15g、薏苡仁 9g、莲子 9g、茯苓 15g。

3. 肝郁脾虚

临床表现：腹泻前有紧张情绪或抑郁恼怒等诱因，腹痛即泻，泻后痛减，食少，胸胁胀痛，嗳气，身疲懒言；舌质淡，苔白，脉弦或弦细。

治法：疏肝健脾。

代表方：痛泻要方加味。

参考处方：麸炒白术 12g、炒白芍 9g、陈皮 9g、防风 3g。

4. 气滞血瘀

临床表现：腹痛，腹泻，泻下不爽，便血色紫暗，胸胁胀满，腹内包块，面色晦暗，肌肤甲错，舌紫或有瘀点，脉弦涩。

治法：化瘀通络。

代表方：膈下逐瘀汤加减。

参考处方：五灵脂 6g、当归 9g、川芎 6g、桃仁 9g、牡丹皮 6g、赤芍 6g、乌药 6g、延胡索 9g、甘草 9g、香附 9g、红花 9g、枳壳 6g。

第六节 上消化道出血

上消化道出血是指屈氏韧带以上的食管、胃、十二指肠和胰胆等病变引起的出血，以及胃－肠吻合术和空肠病变引起的出血。

辨证论治

1. 胃中积热

临床表现：吐血色红或紫暗，常夹有食物残渣，伴脘腹胀闷，嘈杂不适，甚则作痛，口臭便秘，大便色黑；舌质红，苔黄腻，脉滑数。

治法：清胃泻火，化瘀止血。

代表方：泻心汤合十灰散加减。

参考处方：大黄6g，黄芩3g，黄连3g，大蓟、小蓟、侧柏叶、荷叶、白茅根、茜根、栀子、大黄、牡丹皮各9g。

2. 肝火犯胃

临床表现：吐血色红或紫暗，伴口苦胁痛，心烦易怒，寐少梦多；舌质红，脉弦数。

治法：泻肝清胃，凉血止血。

代表方：龙胆泻肝汤加减。

参考处方：龙胆 6g、黄芩 9g、泽泻 12g、川木通 6g、车前子 9g、北柴胡 6g、生地黄 9g、栀子 6g。

3. 脾不统血

临床表现：吐血缠绵不止，时轻时重，血色暗淡，伴神疲乏力，心悸气短，面色苍白；舌质淡，脉细弱。

治法：健脾益气摄血。

代表方：归脾汤加减。

参考处方：白术 18g、当归 3g、茯神 18g、黄芪 18g、龙眼肉 18g、远志 3g、酸枣仁 18g、木香 9g。

第七节　肝硬化

肝硬化是一种由多种病因引起的慢性肝病，以肝细胞广泛变性坏死，纤维组织弥漫性增生，再生结节形成，导致肝小叶结构破坏和假小叶形成为特征的疾病。

1. 气滞湿阻

临床表现：腹大胀满，按之软而不坚，胁下胀痛，饮食减少，食后胀甚，小便短少；舌苔薄白腻，脉弦。

治法：疏肝理气，健脾利湿。

代表方：柴胡疏肝散合胃苓汤加减。

参考处方：陈皮 6g、北柴胡 6g、枳壳 6g、白芍 6g、川芎 6g、香附 6g、法半夏 6g、苍术 6g、厚朴 9g、甘草 3g。

2. 寒湿困脾

临床表现：腹大胀满，按之如囊裹水，甚则颜面微浮，下肢浮肿，怯寒懒动，精神困倦，得热则舒，食少便溏，小便短少；舌苔白滑或白腻，脉缓或沉迟。

治法：温中散寒，行气利水。

代表方：实脾饮加减。

参考处方：厚朴 9g、白术 9g、木瓜 6g、木香 6g、草果 9g、淡附片 6g、茯苓 15g、干姜 9g、甘草 6g、生姜 9g。

3. 湿热蕴脾

临床表现：腹大坚满，烦热口苦，渴不欲饮，小便短黄，大便秘结或溏滞不爽；舌红，苔黄腻或灰黑，脉弦滑数。

治法：清热利湿，攻下逐水。

代表方：中满分消丸合茵陈蒿汤加减。

参考处方：厚朴9g、枳实6g、黄连9g、黄芩9g、知母12g、法半夏9g、陈皮12g、茯苓15g、砂仁6g、干姜6g、茵陈18g、栀子12g、大黄6g。

第八节　胃癌

胃癌或胃腺癌，是指发生于胃黏膜上皮的恶性肿瘤。早期无特异性症状，进展期胃癌最早出现的是上腹痛，可伴有早饱、胃纳差和体重减轻。

辨证论治

1. 痰气交阻

临床表现：胃脘满闷作胀或痛，胃纳减退，厌肉食，或有吞咽哽咽不顺，呕吐痰涩；苔白腻，脉弦滑。

治法：理气化痰，消食散结。

代表方：海藻玉壶汤加减。

参考处方：海藻 12g、昆布 12g、青皮 9g、陈皮 9g、清半夏 6g、浙贝母 9g、连翘 12g、甘草 6g。

2. 肝胃不和

临床表现：胃脘痞满，时时作痛，窜及两胁，嗳气频繁；舌质红，苔薄白或薄黄，脉弦。

治法：疏肝和胃，降逆止痛。

代表方：柴胡疏肝散加减。

参考处方：陈皮 12g、北柴胡 6g、枳壳 9g、白芍 6g、川芎 6g、香附 6g、甘草 3g。

3. 脾胃虚寒

临床表现：胃脘隐痛，绵绵不断，喜按喜暖，食生冷剧痛，进热食则舒，时呕清水，大便溏薄，或朝食暮吐，面色无华；舌淡而胖，有齿痕，苔白润滑，脉沉细或缓。

治法：温中散寒，健脾益气。

代表方：理中汤合四君子汤加减。

参考处方：干姜 9g、白术 9g、茯苓 12g、人参 9g、甘草 6g。

4. 胃热伤阴

临床表现：胃脘嘈杂灼热，痞满吞酸，食后痛胀，口干喜冷饮，五心烦热，便结尿赤；舌质红绛，舌苔黄糙，脉细数。

治法：清热和胃，养阴润燥。

代表方：玉女煎加减。

参考处方：石膏 12g、知母 6g、熟地黄 15g、麦冬 6g、牛膝 6g。

第九节　原发性肝癌

原发性肝癌指肝细胞或肝内胆管细胞发生的癌肿，是我国常见的恶性肿瘤之一。

辨证论治

1. 气滞血瘀

临床表现：两胁胀痛，腹部结块，推之不移，脘腹胀闷，纳呆乏力，嗳气泛酸，大便不实；舌质红，有瘀斑，苔薄白或薄黄，脉弦。

治法：疏肝理气，活血化瘀。

代表方：逍遥散合桃红四物汤加减。

参考处方：北柴胡 9g、白芍 9g、当归 9g、桃仁 9g、红花 6g、川芎 9g、熟地黄 12g。

2. 湿热瘀毒

临床表现：胁下结块坚实，痛如锥刺，脘腹胀满，目肤黄染，日渐加深，面色晦暗，肌肤甲错，小便黄赤，大便干黑；舌质红有瘀斑，苔黄腻，脉弦数。

治法：清利湿热，化瘀解毒。

代表方：茵陈蒿汤合鳖甲煎丸加减。

参考处方：茵陈 18g、栀子 12g、醋鳖甲 15g、黄芩 12g、干姜 9g、大黄 12g、桂枝 15g、石韦 9g、厚朴 9g。

3. 肝肾阴虚

临床表现：腹大胀满，积块膨隆，形体羸弱，潮热盗汗，头晕耳鸣，腰膝酸软，两胁隐隐作痛，小便短赤，大便干结；舌红少苔，脉弦细。

治法：养阴柔肝，软坚散结。

代表方：滋水清肝饮合鳖甲煎丸。

参考处方：醋鳖甲 15g、黄芩 12g、干姜 9g、大黄 12g、桂枝 15g、石韦 9g、厚朴 9g、熟地黄 10g、山药 10g。

第四章　泌尿系统疾病

第一节　慢性肾小球肾炎

慢性肾小球肾炎以蛋白尿、血尿、高血压和水肿为基本临床表现，起病方式各有不同，病情迁延并呈缓慢进展，可伴有不同程度的肾功能损害，部分病人最终将发展至终末期肾衰竭。

辨证论治

1. 水湿

临床表现：颜面或肢体浮肿；舌苔白或白腻，脉缓或沉缓。

治法：利水消肿。

代表方：五苓散合五皮饮加减。

参考处方：猪苓 9g、茯苓 9g、白术 9g、泽泻 15g、桂枝 6g、桑白皮 12g、陈皮 9g、大腹皮 9g、茯苓皮 9g。

2. 湿热

临床表现：面浮肢肿，身热汗出，口干不欲饮，胸脘痞闷，腹部胀满，纳差，尿黄短少，便溏；舌红，苔黄腻，脉滑数。

治法：清热利湿。

代表方：疏凿饮子加减。

参考处方：大秦艽 15g、羌活 9g、滑石 18g、薏苡仁 18g、通草 6g、淡竹叶 6g、厚朴 6g、泽泻 12g、茯苓 15g、黄柏 9g、赤小豆 15g。

3. 血瘀

临床表现：面色黧黑或晦暗，腰痛固定或呈刺痛，肌肤甲错，肢体麻木；舌质紫暗或有瘀斑，脉细涩。

治法：活血化瘀。

代表方：血府逐瘀汤加减。

参考处方：当归 9g、生地黄 24g、桃仁 12g、红花 9g、枳壳 6g、北柴胡 9g、川芎 9g、牛膝 15g、甘草 6g。

4. 脾肾气虚

临床表现：腰脊酸痛，神疲乏力，或浮肿，纳呆或脘胀，大便溏薄，尿频或夜尿多；舌质淡，有齿痕，苔薄白，脉细。

治法：补气健脾益肾。

代表方：异功散加味。

参考处方：人参、茯苓、白术、陈皮、甘草各6g。

第二节　尿路感染

尿路感染是指病原体在尿路中生长、繁殖而引起的感染性疾病。根据感染发生的部位可分为上尿路感染和下尿路感染，前者主要为肾盂肾炎，后者主要为膀胱炎。

辨证论治

1. 热淋

临床表现：小便频数短涩，灼热刺痛，溺色黄赤，少腹拘急胀痛，寒热起伏，口苦，呕恶，腰痛拒按，大便秘结；苔黄腻，脉滑数。

治法：清热利湿通淋。

代表方：八正散加减。

参考处方：车前子、瞿麦、萹蓄、滑石、栀子、炙甘草、川木通、大黄各9g。

2. 石淋

临床表现：尿中夹砂石，排尿涩痛，或排尿时突然中断，尿道窘迫疼痛，少腹拘急，往往突发，一侧腰腹绞痛难忍，甚则牵及外阴，尿中带血；舌红，苔薄黄，脉弦或带数。

治法：清热利湿，排石通淋。

代表方：石韦散加减。

参考处方：石韦15g、瞿麦15g、滑石15g、车前子9g、天葵子6g。

3. 血淋

临床表现：小便热涩刺痛，尿色深红，或夹有血块，疼痛满急加剧，心烦；舌尖红，苔黄，脉滑数。

治法：清热通淋，凉血止血。

代表方：小蓟饮子加减。

参考处方：生地黄、小蓟、滑石、川木通、蒲黄、藕节、淡竹叶、当归、栀子、甘草各9g。

4. 气淋

临床表现：郁怒之后，小便涩滞，淋沥不已，少腹胀满疼痛；苔薄白，脉弦。

治法：理气疏导，通淋利尿。

代表方：沉香散加减。

参考处方：沉香 3g、陈皮 9g、当归 12g、白芍 9g、石韦 12g、滑石 15g、王不留行 9g。

5. 膏淋

临床表现：小便浑浊，乳白或如米泔水，上有浮油，置之沉淀，或伴有絮状凝块物，尿道热涩疼痛，尿时阻塞不畅，口干；舌质红，苔黄腻，脉濡数。

治法：清热利湿，分清泄浊。

代表方：程氏萆薢分清饮加减。

参考处方：绵萆薢 9g、黄柏 9g、车前子 15g、石菖蒲 12g、茯苓 9g、白术 9g、莲子心 12g、丹参 12g。

6. 劳淋

临床表现：小便不甚赤涩，溺痛不甚，但淋沥不已，时作时止，遇劳即发，病程缠绵；面色萎黄，少气懒言，神疲乏力，小腹坠胀，里急后重或大便时小便点滴而出，腰膝酸软，肾阳虚见畏寒肢冷，肾阴虚见面色潮红，五心烦热；舌质淡，脉细弱。

治法：补脾益肾。

代表方：无比山药丸加减。

参考处方：山药 20g、熟地黄 12g、肉苁蓉 9g、菟丝子 9g、杜仲 9g、巴戟天 9g、五味子 6g。

第三节　肾病综合征

肾病综合征为一组常见于肾小球疾病的临床症候群。临床特征为：1. 大量蛋白尿；2. 低白蛋白血症；3. 水肿；4. 高脂血症。

辨证论治

1. 风水相搏

临床表现：眼睑浮肿，继则四肢及全身皆肿，来势迅速，可兼恶寒、发热、肢节酸楚、小便不利等症。偏于风热者，伴咽喉红肿疼痛；舌质红，脉浮滑数。偏于风寒者，兼恶寒、咳喘；舌苔薄白，脉浮滑或浮紧。

治法：疏风清热，宣肺行水。

代表方：越婢加术汤加减。

参考处方：麻黄 9g、石膏 30g、白术 12g、生姜 9g、大枣 6g、甘草 6g。

2. 水湿浸渍

临床表现：全身水肿，下肢明显，按之没指，小便短少，身体困重，胸闷，纳呆，泛恶，起病缓慢，病程较长；苔白腻，脉沉缓。

治法：运脾化湿，通阳利水。

代表方：五皮饮合胃苓汤加减。

参考处方：桑白皮 9g、陈皮 9g、大腹皮 15g、茯苓皮 9g、苍术 6g、厚朴 9g、炙甘草 6g。

3. 湿毒浸淫

临床表现：眼睑浮肿，延及全身，皮肤光亮，尿少色赤，身发疮痍，甚则溃烂，恶风发热；舌质红，苔薄黄，脉浮数或滑数。

治法：宣肺解毒，利湿消肿。

代表方：麻黄连翘赤小豆汤合五味消

毒饮。

参考处方：麻黄 15g、连翘 12g、赤小豆 12g、金银花 30g、野菊花 12g、天葵子 12g、紫花地丁 12g、蒲公英 12g。

第五章　血液及造血系统疾病

第一节　缺铁性贫血

缺铁性贫血是指体内贮存性铁缺乏，影响血红蛋白合成所引起的一种小细胞低色素性贫血。其特点是骨髓、肝、脾等器官组织中缺乏可染色性铁，血清铁浓度、运铁蛋白饱和度和血清铁蛋白降低。

辨证论治

1. 脾胃虚弱

临床表现：面色萎黄，口唇色淡，爪甲无泽，神疲乏力，食少便溏，恶心呕吐；舌质淡，苔薄腻，脉细弱。

治法：健脾和胃，益气养血。

代表方：香砂六君子汤合当归补血汤加减。

参考处方：人参 6g、白术 12g、茯苓 15g、炙甘草 6g、清半夏 6g、陈皮 12g、木

香 12g、砂仁 6g、生姜 6g、炙黄芪 30g、当
归 6g。

2. 心脾两虚

临床表现：面色苍白，倦怠乏力，头晕
目眩，心悸失眠，少气懒言，食欲不振，毛
发干脱，爪甲脆裂；舌淡胖，苔薄，脉
濡细。

治法：益气补血，养心安神。

代表方：归脾汤加减。

参考处方：白术 18g、当归 12g、茯神
18g、炙黄芪 18g、龙眼肉 18g、远志 6g、炒
酸枣仁 18g、木香 9g。

3. 脾肾阳虚

临床表现：面色苍白，形寒肢冷，腰膝
酸软，神倦耳鸣，唇甲淡白，或周身浮肿，
甚则腹水，大便溏薄，小便清长；舌质淡或
有齿痕，脉沉细。

治法：温补脾肾。

代表方：八珍汤合无比山药丸加减。

参考处方：人参 9g、茯苓 15g、白术
10g、当归 15g、川芎 15g、白芍 15g、炙甘

草6g、肉苁蓉15g、泽泻12g、山药15g、杜仲15g。

第二节　再生障碍性贫血

再生障碍性贫血简称再障，是由多种病因引起的骨髓造血功能衰竭，出现全血细胞减少为主要表现的一组病症。

辨证论治

1. 肾阴亏虚

临床表现： 面色苍白，唇甲色淡，心悸乏力，颧红盗汗，手足心热，口渴思饮，腰膝酸软，出血明显，便结；舌质淡，舌苔薄，或舌红少苔，脉细数。

治法： 滋阴补肾，益气养血。

代表方： 左归丸合当归补血汤加减。

参考处方： 熟地黄24g、山药12g、枸杞子12g、菟丝子12g、鹿角胶12g、龟板胶12g、炙黄芪30g、当归6g。

2. 肾阳亏虚

临床表现： 形寒肢冷，气短懒言，唇甲色淡，大便稀溏，面肢浮肿，出血不明显，舌体胖嫩；舌质淡，苔薄白，脉细无力。

治法：补肾助阳，益气养血。

代表方：右归丸合当归补血汤加减。

参考处方：熟地黄 24g、山药 12g、枸杞子 12g、菟丝子 12g、鹿角胶 12g、炒杜仲 12g、肉桂 6g、当归 9g、制附子 3g、炙黄芪 30g。

3. 阴阳两虚

临床表现：面色苍白，唇甲色淡，心悸乏力，颧红盗汗，手足心热，腰膝酸软，畏寒肢冷；舌质淡，苔白，脉细无力。

治法：滋阴助阳，益气补血。

代表方：左归丸、右归丸合当归补血汤加减。

参考处方：熟地黄 24g、山药 12g、枸杞子 12g、菟丝子 12g、鹿角胶 12g、龟板胶 12g、黄芪 30g、当归 12g、肉桂 6g、淡附片 6g。

第三节 原发免疫性血小板减少症

原发免疫性血小板减少症是一组免疫介导的血小板过度破坏所致的出血性疾病，以广泛皮肤黏膜及内脏出血、血小板减少、骨髓巨核细胞发育障碍等为特征。

辨证论治

1. 血热妄行

临床表现：皮肤紫癜，色泽新鲜，起病急骤，紫斑以下肢最为多见，形状不一，大小不等，发热、口渴、便秘、尿黄，或有腹痛，甚则尿血；舌质红，苔薄黄，脉弦数或滑数。

治法：清热凉血。

代表方：犀角地黄汤加减。

参考处方：犀角（水牛角代替）30g、生地黄24g、白芍9g、牡丹皮12g。

2. 阴虚火旺

临床表现：紫斑较多，颜色紫红，下肢尤甚，时发时止，头晕目眩，耳鸣，低热颧红，月经量多；舌红少津，脉细数。

治法：滋阴降火，清热止血。

代表方：茜根散加减。

参考处方：茜根 12g、黄芩 15g、阿胶 12g、侧柏叶 9g、生地黄 30g。

3. 气不摄血

临床表现：斑色暗淡，多散在出现，时起时消，反复发作，过劳加重，可伴有神情倦怠，心悸，气短，头晕目眩，食欲不振；舌质淡，苔白，脉细弱。

治法：益气摄血，健脾养血。

代表方：归脾汤加减。

参考处方：白术 18g、当归 12g、茯神 18g、炙黄芪 18g、龙眼肉 18g、远志 6g、炒酸枣仁 18g、木香 9g。

第四节　白细胞减少与粒细胞缺乏症

当外周血象中白细胞计数持续低于 $4.0 \times 10^9/L$，称为白细胞减少症。中性粒细胞低于 $2.0 \times 10^9/L$，称为粒细胞减少症；严重者低于 $0.5 \times 10^9/L$ 时，称为粒细胞缺乏症。

1. 气血两虚

临床表现：面色萎黄，头晕目眩，倦怠乏力，少寐多梦，心悸怔忡，纳呆食少，腹胀便溏；舌质淡，苔薄白，脉细弱。

治法：益气养血。

代表方：归脾汤加减。

参考处方：白术 18g、当归 15g、茯神 18g、炙黄芪 18g、龙眼肉 18g、远志 6g、炒酸枣仁 18g、木香 9g。

2. 脾肾亏虚

临床表现：神疲乏力，腰膝酸软，纳少便溏，面色㿠白，畏寒肢冷，大便溏薄，小便清长；舌质淡，舌体胖大，苔白，脉沉细。

治法：温补脾肾。

代表方：黄芪建中汤合右归丸加减。

参考处方：炙黄芪 15g、桂枝 9g、白芍 18g、生姜 9g、炙甘草 6g、大枣 15g、熟地黄 24g、山药 12g、枸杞子 12g、菟丝子 12g、鹿角胶 12g、炒杜仲 12g、肉桂 6g、当归 9g、淡附片 6g。

3. 气阴两虚

临床表现： 面色少华，疲倦乏力，头昏目眩，五心烦热，失眠盗汗；舌红，苔剥，脉细弱。

治法： 益气养阴。

代表方： 生脉散加减。

参考处方： 麦冬 12g、五味子 6g、人参 9g。

4. 外感湿热

临床表现： 发热不退，口渴欲饮，面赤咽痛，头晕乏力；舌质红绛，苔黄，脉滑数或细数。

治法： 清热解毒，滋阴凉血。

代表方： 犀角地黄汤合玉女煎加减。

参考处方： 犀角（水牛角代替）30g、生地黄 24g、白芍 9g、牡丹皮 12g、石膏 12g、知母 6g、熟地黄 15g、麦冬 12g、牛膝 15g。

第六章 内分泌代谢性疾病

第一节 甲状腺功能亢进症

甲状腺功能亢进症简称甲亢，是指甲状腺腺体本身产生甲状腺激素过多，引起甲状腺毒症，以 Graves 病（毒性弥漫性甲状腺肿）最为常见。Graves 病是一种自身免疫性疾病，主要临床表现有高代谢症候群、弥漫性甲状腺肿、眼征和胫前黏液性水肿。

辨证论治

1. 气滞痰凝

临床表现：颈前肿胀，烦躁易怒，胸闷，两胁胀满，善太息，失眠，女子月经不调，腹胀便溏；舌质淡红，苔白腻，脉弦滑。

治法：疏肝理气，化痰散结。

代表方：逍遥散合二陈汤加减。

参考处方：北柴胡 9g、白芍 15g、当归

12g、白术 12g、茯苓 15g、炙甘草 6g、清半夏 15g、化橘红 9g、陈皮 9g。

2. 肝火旺盛

临床表现：颈前肿胀，眼突，烦躁易怒，易饥多食，手指颤抖，恶热多汗，心悸失眠，头晕目眩，口苦咽干，大便秘结；舌质红，苔黄，脉弦数。

治法：清肝泻火，消瘿散结。

代表方：龙胆泻肝汤加减。

参考处方：龙胆 6g、黄芩 15g、泽泻 12g、川木通 6g、车前子 15g、北柴胡 9g、生地黄 15g、栀子 6g。

3. 阴虚火旺

临床表现：颈前肿大，眼突，心悸汗多，手颤，消瘦，口干咽燥，五心烦热，急躁易怒，失眠多梦，女子月经不调；舌质红，苔少，脉细数。

治法：滋阴降火，消瘿散结。

代表方：天王补心丹加减。

参考处方：人参 6g、茯苓 15g、玄参 10g、丹参 30g、桔梗 9g、麦冬 15g、天冬

15g、柏子仁 9g、生地黄 15g。

4. 气阴两虚

临床表现：颈前肿大，眼突，心悸失眠，手颤，消瘦，神疲乏力，气短汗多，口干咽燥，手足心热，纳差，大便溏薄；质红，舌苔少，脉细或细数无力。

治法：益气养阴，消瘿散结。

代表方：生脉散加味。

参考处方：麦冬 15g、五味子 6g、人参 9g。

第二节　甲状腺功能减退症

甲状腺功能减退症是由多种原因导致甲状腺激素合成、分泌或生物效应不足所引起的代谢率减低的全身性疾病。

辨证论治

1. 脾肾气虚

临床表现：神疲乏力，少气懒言，反应迟钝，纳呆腹胀，面色萎黄，腰膝酸软，小便频数，大便溏；舌质淡，脉沉弱。

治法：益气健脾补肾。

代表方：四君子汤合大补元煎加减。

参考处方：白术 15g、茯苓 15g、人参 9g、甘草 6g、山药 30g、熟地黄 15g、杜仲 15g、当归 12g、枸杞子 15g、炙甘草 6g。

2. 脾肾阳虚

临床表现：神疲乏力，少气懒言，畏寒肢冷，腰膝酸软，性欲淡漠，男子阳痿，女子闭经或不孕；舌质淡暗，苔白，脉沉细而缓。

治法：温补脾肾。

代表方：附子理中丸或右归丸加减。

参考处方：熟地黄 24g、山药 15g、枸杞子 15g、菟丝子 15g、鹿角胶 10g、杜仲 15g、姜汁 12g、肉桂 6g、制附子 6g、当归 12g。

3. 心肾阳虚

临床表现：形寒肢冷，面浮肢肿，心悸胸闷，腰膝酸软，男子阳痿，女子闭经；舌质淡暗，苔白，脉沉缓。

治法：温补心肾，利水消肿。

代表方：真武汤合苓桂术甘汤加减。

参考处方：茯苓 15g、白芍 15g、生姜 9g、制附子 6g、白术 15g、桂枝 9g、甘草 6g。

第三节　亚急性甲状腺炎

亚急性甲状腺炎是指由病毒感染引起的自限性甲状腺炎症，主要表现为甲状腺肿大、结节、疼痛，常伴有全身症状。

辨证论治

1. 肝胆郁热

临床表现：颈前肿胀疼痛，发热，口苦咽干，或心悸易怒，多汗口渴，颜面潮红，小便短赤，大便秘结；舌质红，苔薄黄，脉浮数或弦数。

治法：清肝泻胆，消肿止痛。

代表方：龙胆泻肝汤加减。

参考处方：龙胆 6g、黄芩 12g、泽泻 12g、川木通 6g、车前子 15g、北柴胡 9g、生地黄 15g、栀子 6g。

2. 阴虚火旺

临床表现：颈前肿块或大或小，质韧，疼痛，口燥咽干，潮热盗汗，心悸，失眠多梦；舌质红，苔少或无苔，脉细数。

治法：滋阴清热，软坚散结。

代表方：清骨散加减。

参考处方：银柴胡 15g、知母 12g、胡黄连 12g、地骨皮 15g、青蒿 12g、秦艽 12g、醋鳖甲 15g、甘草 6g。

3. 痰瘀互结

临床表现：颈前肿块坚硬，疼痛不移，入夜尤甚，情绪不畅，口干不欲饮；舌质紫暗，或有瘀点、瘀斑，脉细涩。

治法：理气活血，化痰消瘿。

代表方：海藻玉壶汤加减。

参考处方：海藻 15g、昆布 15g、青皮 9g、陈皮 9g、清半夏 12g、浙贝母 15g、连翘 15g、甘草 6g。

第四节　慢性淋巴细胞甲状腺炎

慢性淋巴细胞性甲状腺炎又称桥本甲状腺炎，是一种自体免疫性疾病，本病多发于30—50岁女性。其临床特点是起病隐匿，发展缓慢，病程较长；主要表现为无痛性弥漫性甲状腺肿，对称，质硬，表面光滑，多伴甲状腺功能减退，也可伴有甲亢，较大腺肿可有压迫症状。

辨证论治

1. 肝气郁滞

临床表现：颈前肿块质地中等或质硬，咽喉有梗阻感；情绪抑郁，胸闷不舒，乏力，大便溏或不爽，女子月经不调；舌质红，苔薄黄，脉弦滑。

治法：疏肝理气，软坚散结。

代表方：柴胡疏肝散加减。

参考处方：陈皮9g、北柴胡12g、枳壳9g、白芍15g、川芎12g、香附12g、甘草6g。

2. 血瘀痰结

临床表现：颈前肿块质地坚韧，或有结节感，局部闷胀不适，有咽喉阻塞感及其他压迫感，轻度疼痛，纳差，便秘；舌质暗或有瘀斑，苔微黄，脉沉细或弦滑。

治法：活血祛瘀，化痰散结。

代表方：桃红四物汤加减。

参考处方：白芍 15g、当归 12g、桃仁 12g、红花 12g、川芎 12g、熟地黄 15g。

3. 气阴两虚

临床表现：颈前肿块质地中等或质韧，有轻度压迫感；可见眼突，神疲乏力，心悸气短，怕热，多汗，易怒，口渴，食多，便溏，失眠多梦，形体消瘦；舌质红，苔少，脉细数无力。

治法：益气养阴，化痰散结。

代表方：生脉散合消瘰丸加减。

参考处方：人参 9g、麦冬 15g、五味子 6g、川贝母 12g、生牡蛎 30g、玄参 15g。

4. 脾肾阳虚

临床表现：颈前肿块质韧，有咽部梗阻及压迫感；形寒肢冷，神疲懒言，乏力气短，肢体肿胀，腹胀纳差，腰膝酸软，女子月经不调；舌质胖嫩，边有齿痕，苔白，脉沉细弱。

治法：温补脾肾，散寒化瘀。

代表方：金匮肾气丸合阳和汤加减。

参考处方：生地黄 24g、山药 30g、泽泻 9g、茯苓 15g、牡丹皮 9g、桂枝 9g、制附子 6g、熟地黄 30g、麻黄 6g、鹿角胶 9g、白芥子 6g、肉桂 6g、炙甘草 6g。

第五节　糖尿病

糖尿病是一组由多病因引起以慢性高血糖为特征的代谢性疾病，由胰岛素分泌和（或）利用缺陷所引起。

辨证论治

1. 肺热津伤

临床表现：口渴多饮，口舌干燥，尿频量多，烦热多汗；舌边尖红，苔薄黄，脉洪数。

治法：清热润肺，生津止渴。

代表方：消渴方加减。

参考处方：黄连9g、天花粉30g、葛根30g、生地黄30g。

2. 胃热炽盛

临床表现：多食易饥，口渴，尿多，形体消瘦，大便干燥；苔黄，脉滑实有力。

治法：清胃泻火，养阴增液。

代表方：玉女煎加减。

参考处方：石膏30g、知母15g、熟地黄15g、麦冬30g、牛膝15g。

3. 气阴亏虚

临床表现：口渴引饮，多食与便溏并见，或饮食减少，精神不振，四肢乏力，体瘦；舌质淡红，苔白而干，脉弱。

治法：益气健脾，生津止渴。

代表方：七味白术散加减。

参考处方：人参9g、茯苓15g、白术15g、甘草6g、木香6g、葛根15g。

4. 肾阴亏虚

临床表现：尿频量多，混浊如脂膏，或尿甜，腰膝酸软，乏力，头晕耳鸣，口干唇燥，皮肤干燥、瘙痒；舌红苔少，脉细数。

治法：滋阴固肾。

代表方：六味地黄丸加减。

参考处方：熟地黄 24g、山萸肉 12g、牡丹皮 9g、山药 30g、茯苓 15g、泽泻 9g。

5. 阴阳两虚

临床表现：小便频数，混浊如膏，甚至饮一溲一，面容憔悴，耳轮干枯，腰膝酸软，四肢欠温，畏寒肢冷，男子阳痿或女子月经不调；舌苔淡白而干，脉沉细无力。

治法：滋阴温阳，补肾固涩。

代表方：金匮肾气丸加减。

参考处方：制附子 9g、桂枝 12g、生地黄 24g、山药 30g、茯苓 15g、牡丹皮 9g、泽泻 9g。

第六节 血脂异常

血脂异常通常指血清中胆固醇、甘油三酯、低密度脂蛋白胆固醇水平升高，高密度脂蛋白胆固醇水平降低。临床上常见形体肥胖、肢体沉重、乏力、消化不良，甚至眩晕、心慌及胸闷等。

1. 胃热火郁

临床表现：多食，消谷善饥，可有大便不爽，甚或干结，尿黄，或有口干口苦，喜饮水；舌质红，苔黄，脉数。

治法：清胃泻火，佐以消导。

代表方：白虎汤合小承气汤加减。

参考处方：石膏 30g、知母 15g、甘草 6g、粳米 15g、大黄 9g、厚朴 15g、枳实 12g。

2. 痰湿内盛

临床表现：形体肥胖，身体沉重，肢体困倦，脘痞胸满，可伴头晕，口干而不欲饮，大便黏滞不爽，嗜食肥甘醇酒，喜卧懒动；舌淡，舌体胖大，苔白腻或白滑，脉滑。

治法：化痰利湿，理气消脂。

代表方：导痰汤合四苓散加减。

参考处方：清半夏 12g、化橘红 9g、枳实 15g、茯苓 15g、生姜 6g、白术 15g、猪苓 15g、泽泻 15g。

内科

3. 气郁血瘀

临床表现：肥胖懒动，喜太息，胸闷胁满，面晦唇暗，肢端色泽不鲜，甚或青紫，可伴便干、失眠，男子性欲下降甚至阳痿，女性月经不调、量少甚或闭经，经血色暗或有血块；舌质暗或有瘀斑、瘀点，苔薄白，脉弦或涩。

治法：理气解郁，活血化瘀。

代表方：血府逐瘀汤加减。

参考处方：当归 15g、生地黄 15g、桃仁 12g、红花 9g、枳壳 15g、北柴胡 9g、川芎 15g、牛膝 15g、甘草 6g。

4. 脾肾阳虚

临床表现：畏寒肢冷，腰膝酸软，面色淡白，大便溏薄，腹胀纳呆，耳鸣眼花，腹胀不舒；舌淡胖，苔白滑，脉沉细。

治法：补益脾肾，温阳化气。

代表方：真武汤合苓桂术甘汤加减。

参考处方：茯苓 15g、白芍 15g、生姜 9g、制附子 6g、白术 15g、桂枝 9g、甘草 6g。

第七节　痛风

痛风是由多种原因引起的嘌呤代谢紊乱和尿酸排泄障碍的一种晶体性关节炎。

辨证论治

1. 风寒湿阻

临床表现：肢体关节疼痛，屈伸不利，或呈游走性疼痛，或疼痛剧烈，痛处不移，或肢体关节重着，肿胀疼痛，肌肤麻木，阴雨天加重；舌苔薄白，脉弦紧或濡缓。

治法：祛风散寒，除湿通络。

代表方：蠲痹汤加减。

参考处方：羌活 15g、独活 15g、桂枝 10g、秦艽 15g、海风藤 15g、桑枝 30g、当归 10g、川芎 15g、木香 9g、乳香 10g、甘草 9g。

2. 风湿热郁

临床表现：关节红肿热痛，痛不可触，遇热痛甚，得冷则舒，病势缓急，兼发热、口渴、心烦、汗出不解；舌质红，苔黄，脉滑数。

治法：清热除湿，祛风通络。

代表方：白虎加桂枝汤加减。

参考处方：知母 18g、桂枝 12g、石膏 30g。

3. 肝肾亏虚

临床表现：关节肿痛，反复发作，缠绵不愈，或关节呈游走性疼痛，或酸楚重着，麻木不仁，甚则僵直畸形，屈伸不利，腰膝酸痛，神疲乏力；舌质淡，苔白，脉细或细弱。

治法：补益肝肾，祛风通络。

代表方：独活寄生汤加减。

参考处方：独活 15g、细辛 3g、防风 9g、秦艽 15g、肉桂 6g、桑寄生 15g、杜仲 15g、牛膝 15g、当归 12g、甘草 6g、白芍 15g。

第七章　风湿性疾病

第一节　类风湿关节炎

类风湿关节炎是一种以侵蚀性关节炎为主要表现的全身性自身免疫性疾病。

辨证论治

（一）活动期

1. 湿热痹阻

临床表现：发热，口苦，饮食无味，纳呆或有恶心，泛泛欲吐，关节肿痛以下肢为重，全身困乏无力，下肢沉重酸胀，浮肿或有关节积液；舌苔黄腻，脉滑数。

治法：清热利湿，祛风通络。

代表方：四妙散加减。

参考处方：黄柏 15g、苍术 9g、牛膝 15g、薏苡仁 12g。

2. 阴虚内热

临床表现：午后或夜间发热，盗汗或兼自汗，口干咽燥，手足心热，关节肿胀疼痛，小便赤涩，大便秘结；舌质红，少苔，脉细数。

治法：养阴清热，祛风通络。

代表方：丁氏清络饮加减。

参考处方：金银花15g、扁豆花6g、丝瓜络6g、荷叶6g、淡竹叶6g、石斛15g。

3. 寒热错杂

临床表现：低热，关节灼热疼痛，或有红肿，形寒肢冷，阴雨天疼痛加重，得温则舒；舌质红，苔白，脉弦细或数。

治法：祛风散寒，清热化湿。

代表方：桂枝白芍知母汤加减。

参考处方：桂枝15g、白芍12g、炙甘草6g、炙麻黄9g、生姜9g、白术12g、知母9g、防风15g。

（二）缓解期

1. 痰瘀互结，经脉痹阻

临床表现：关节肿痛且变形，屈伸受限，或肌肉刺痛，痛处不移，皮肤失去弹性，按之稍硬，肌肤紫暗，面色黧黑，或有皮下结节；舌质暗红，苔薄白，脉细涩。

治法：活血化瘀，祛痰通络。

代表方：身痛逐瘀汤加减。

参考处方：秦艽 12g、川芎 15g、桃仁 9g、红花 9g、炙甘草 6g、羌活 15g、没药 6g、当归 15g、五灵脂 6g、香附 9g、牛膝 15g、地龙 12g。

2. 肝肾亏损，邪闭筋骨

临床表现：形体消瘦，关节变形，肌肉萎缩，骨节烦疼、僵硬，活动受限，筋脉拘急，或筋惕肉瞤，腰膝酸软无力，眩晕，心悸气短，指甲淡白；舌淡苔薄，脉细弱。

治法：益肝肾，补气血，祛风湿，通经络。

代表方：独活寄生汤加减。

参考处方：独活 12g、细辛 3g、防风 9g、秦艽 9g、肉桂 9g、桑寄生 12g、杜仲 9g、牛膝 12g、当归 12g。

第二节 系统性红斑狼疮

系统性红斑狼疮是自身免疫介导的、以免疫性炎症为突出表现的弥漫性结缔组织病，是一种累及多系统、多器官，临床表现复杂，病程迁延反复的自身免疫性疾病。

辨证论治

1. 气营热盛

临床表现：高热，满面红赤，皮肤红斑，咽干，口渴喜冷饮，尿赤而少，关节疼痛；舌红绛，苔黄，脉滑数或红数。

治法：清热解毒，凉血化斑。

代表方：清瘟败毒饮加减。

参考处方：石膏 30g、生地黄 24g、玄参 9g、黄连 9g、栀子 9g、桔梗 9g、知母 12g、连翘 12g。

2. 阴虚内热

临床表现：长期低热，手足心热，面色潮红而有暗紫斑片，口干咽痛，渴喜冷饮，关节肿痛，烦躁不寐；舌质红，苔少或苔薄黄，脉细数。

治法：养阴清热。

代表方：玉女煎合增液汤加减。

参考处方：石膏 12g、知母 6g、熟地黄 15g、牛膝 6g、玄参 30g、麦冬 24g、生地黄 24g。

3. 热郁积饮

临床表现：胸闷胸痛，心悸怔忡，时有微热，咽干口渴，烦热不安，红斑皮疹；舌红，苔厚腻，脉滑数或濡数，偶有结代。

治法：清热蠲饮。

代表方：葶苈大枣泻肺汤合泻白散加减。

参考处方：葶苈子 12g、地骨皮 15g、桑白皮 12g、炙甘草 3g。

4. 气血两亏

临床表现：心悸怔忡，健忘失眠，多梦，面色不华，肢体麻木；舌质淡，苔薄白，脉细缓。

治法：益气养血。

代表方：八珍汤加减。

参考处方：人参 15g、熟地黄 15g、茯苓 15g、白术 15g、当归 15g、川芎 15g、白芍 15g、炙甘草 6g。

第八章　神经系统疾病

第一节　癫痫

癫痫是慢性反复发作性短暂脑功能失调综合征，以脑神经元异常过度放电引起突发的短暂的中枢神经系统功能失常、反复癫痫性发作为特征，是发作性意识丧失的常见原因。

辨证论治

1. 肝火痰热

临床表现：平素性情急躁，心烦失眠，口苦咽干，时吐痰涎，大便秘结，发作则昏仆抽搐，口吐涎沫；舌红，苔黄，脉弦滑数。

治法：清肝泻火，化痰息风。

代表方：龙胆泻肝汤合涤痰汤加减。

参考处方：龙胆15g、黄芩15g、泽泻12g、车前子9g、北柴胡6g、生地黄9g、栀子 6g、法半夏 6g、枳实 12g、茯苓 15g、化橘红 6g、石菖蒲 12g、人参 6g、竹茹 12g、炙甘草 3g。

2. 脾虚痰湿

临床表现：痫病日久，神疲乏力，眩晕时作，面色不华，胸闷痰多，或恶心欲吐，纳少便溏；舌淡胖，苔白腻，脉濡弱。

治法：健脾和胃，化痰息风。

代表方：醒脾汤加减。

参考处方：白术 12g、黄芪 24g、人参 6g、茯神 9g、酸枣仁 15g、地骨皮 24g、远志 12g、北柴胡 9g、甘草 6g、桔梗 9g。

3. 肝肾阴虚

临床表现：痫病日久，头晕目眩，两目干涩，心烦失眠，腰膝酸软；舌质红少苔，脉细数。

治法：补益肝肾，育阴息风。

代表方：左归丸加减。

参考处方：熟地黄 24g、山药 12g、枸杞子 12g、菟丝子 12g、川牛膝 9g、鹿角胶 12g、龟板胶 12g。

4. 痰阻清窍

临床表现：发则猝然昏仆，抽搐，或单见口角、眼角、肢体抽搐，颜面口唇青紫；舌质紫暗或有瘀斑，脉涩或沉弦。

治法：活血化瘀，通络息风。

代表方：通窍活血汤加减。

参考处方：赤芍 15g、川芎 15g、桃仁 12g、大枣 5g、红花 12g、生姜 9g。

第二节　脑血管疾病

脑血管疾病是由各种病因导致脑血管发生病变、引起脑部疾病的总称。

辨证论治

1. 肝肾阴虚，风阳上扰

临床表现：头晕目眩，甚则欲仆，目胀耳鸣，心中烦热，多梦健忘，肢体麻木，或猝然半身不遂，语言謇涩；舌质红，苔薄白，脉弦。

治法：平肝息风，育阴潜阳。

代表方：镇肝息风汤加减。

参考处方：怀牛膝 30g、赭石 30g、生龙骨 15g、生牡蛎 15g、生龟板 15g、白芍 15g、玄参 15g、天冬 15g、川楝子 6g、炒麦芽 15g、茵陈 6g、炙甘草 3g。

2. 气虚血瘀，脉络瘀阻

临床表现：头晕目眩，动则加剧，语言謇涩，或一侧肢体软弱无力，渐觉不遂；舌质暗淡，或有瘀点，苔白，脉沉细无力。

治法：补气养血，活血通络。

代表方：补阳还五汤加减。

参考处方：炙黄芪 60g、当归 15g、赤芍 15g、川芎 15g、桃仁 12g、红花 12g、地龙 30g。

3. 痰瘀互结，阻滞脉络

临床表现：头晕目眩，头重如蒙，肢体麻木，胸脘痞闷，或猝然半身不遂，移时恢复如常；舌质暗，苔白腻或黄厚腻，脉滑数或涩。

治法：豁痰化瘀，通经活络。

代表方：黄连温胆汤合桃红四物汤加减。

参考处方：黄连 15g、竹茹 9g、枳实 9g、清半夏 9g、陈皮 6g、熟地黄 12g、川芎 6g、桃仁 9g、红花 6g、当归 9g、白芍 9g、香附 10g。

第三节　动脉硬化性脑梗死

脑梗死是指各种原因致使脑部血液供应障碍，进而导致脑组织缺血、缺氧性坏死，出现相应神经功能缺损的病症。脑梗死的常见临床类型有脑血栓形成、脑栓塞和腔隙性梗死。

辨证论治

1. 风阳上扰

临床表现：半身不遂，肌肤不仁，口舌歪斜，言语謇涩，或舌强不语，急躁易怒，头痛，眩晕，面红目赤，口苦咽干，尿赤，便干；舌红少苔或苔黄，脉弦数。

治法：清肝泻火，息风潜阳。

代表方：天麻钩藤饮加减。

参考处方：天麻9g，川牛膝15g，钩藤

15g，石决明18g，栀子、杜仲、黄芩、益母草、桑寄生、首乌藤、茯神各9g。

2. 风痰阻络

临床表现：肌肤不仁，甚则半身不遂，口舌歪斜，言语不利，或謇涩或不语，头晕目眩；舌质暗淡，舌苔白腻，脉弦滑。

治法：息风化痰，活血通络。

代表方：半夏白术天麻汤加减。

参考处方：清半夏9g、白术18g、天麻9g、化橘红9g、茯苓15g、炙甘草3g。

3. 痰热腑实

临床表现：半身不遂，肌肤不仁，口舌歪斜，言语不利，或言语謇涩，头晕目眩，吐痰或痰多，腹胀、便干或便秘；舌质暗红或暗淡，苔黄或黄腻，脉弦滑或兼数。

治法：清热化痰，通腑泻浊。

代表方：星蒌承气汤。

参考处方：胆南星12g、瓜蒌15g、大黄12g、玄明粉9g。

4. 气虚血瘀

临床表现：半身不遂，肌肤不仁，口舌歪斜，言语不利，或謇涩或不语，面色无华，气短乏力，口角流涎，自汗，心悸，便溏，手足或偏身肿胀；舌质暗淡或有瘀斑，苔薄白或腻，脉沉细、细缓或细弦。

治法：益气扶正，活血化瘀。

代表方：补阳还五汤。

参考处方：炙黄芪 60g、当归 15g、赤芍 15g、川芎 15g、桃仁 12g、红花 12g、地龙 30g。

5. 阴虚风动

临床表现：半身不遂，一侧手足沉重麻木，口舌歪斜，舌强语謇，平素头晕头痛，耳鸣目眩，双目干涩，腰酸腿软；急躁易怒，少眠多梦；舌质红绛或暗红，少苔或无苔，脉细弦或细弦数。

治法：滋养肝肾，潜阳息风。

代表方：镇肝息风汤。

参考处方：龙骨 24g、牡蛎 24g、赭石 12g、白芍 12g、天冬 15g、玄参 9g。

第四节　血管性痴呆

血管性痴呆是指由于脑血管和心血管疾病引发的缺血性、低灌注性和出血性脑损害而导致的智力及认知功能障碍的临床综合征，以记忆、认知功能缺损为主，可伴有语言、运动、视空间能力障碍，以及人格、行为、情感等异常。

辨证论治

1. 髓海不足

临床表现：智力下降，神情呆滞，记忆力和计算力下降，懈怠思卧，齿苦发焦，腰膝酸软，头晕耳鸣；舌质淡红，脉沉细弱。

治法：补精填髓养神。

代表方：七福饮加减。

参考处方：熟地黄24g、人参6g、当归15g、白术12g、炒酸枣仁15g、远志12g、炙甘草3g。

2. 脾肾亏虚

临床表现：迷惑善忘，兴趣缺失，反应迟钝，易惊善恐，食少纳呆，或呃逆不食，口涎外溢，四肢不温，小便混浊，夜尿频多，或二便失禁；舌淡，舌体胖大有齿痕，舌苔白或腻，脉沉细弱，两尺尤甚。

治法：温补脾肾，养元安神。

代表方：还少丹加减。

参考处方：熟地黄 30g、山药、牛膝、枸杞子各 15g，石菖蒲 12g，山萸肉、茯苓、杜仲、远志、五味子、小茴香、巴戟天、肉苁蓉各 9g。

3. 气血不足

临床表现：善忘茫然，找词困难，不识人物，言语颠倒，多梦易惊，少言寡语，倦怠少动，面唇无华，爪甲苍白，纳呆食少，大便溏薄；舌淡苔白，脉细弱。

治法：益气健脾，养血安神。

代表方：归脾汤。

参考处方：炒白术 18g、当归 12g、茯神 18g、炙黄芪 18g、龙眼肉 18g、远志 9g、炒酸枣仁 18g、木香 9g。

4. 痰浊蒙窍

临床表现：多忘不慧，表情呆滞，迷路误事，不言不语，忽歌忽笑，洁秽不分，亲疏不辨，口吐痰涎，纳呆呕恶，体肥懒动；舌苔黏腻浊，脉弦而滑。

治法：化痰开窍，醒神益智。

代表方：洗心汤。

参考处方：清半夏9g、陈皮12g、茯神15g、甘草6g、人参9g、石菖蒲15g、炒酸枣仁15g、六神曲9g。

5. 瘀阻脑络

临床表现：喜忘，神呆不慧或不语，反应迟钝，动作笨拙，或妄思离奇，头痛难愈，面色晦暗，常伴半身不遂，口眼歪斜，偏身麻木，言语不利；舌紫瘀斑，脉细弦或沉迟。

治法：活血化瘀，通窍醒神。

代表方：通窍活血汤加减。

参考处方：赤芍15g、川芎15g、桃仁12g、红花9g、生姜9g、水蛭3g。

6. 心肝火旺

临床表现：急躁易怒，烦躁不安，妄闻妄见，妄思妄行，或举止异常，噩梦或梦幻游离或梦寐喊叫，头晕目眩、头痛、耳鸣如潮，口臭、口疮、尿赤、便干；舌红或绛，苔黄或黄腻，脉弦滑或弦数。

治法：清心平肝，安神定志。

代表方：天麻钩藤饮加减。

参考处方：天麻9g、钩藤15g、石决明18g、川牛膝12g、栀子9g、黄芩9g、杜仲9g、益母草15g、桑寄生15g、首乌藤15g、茯神9g、莲子心12g、夏枯草30g。

第五节　帕金森病

帕金森病又称震颤麻痹，是发生在中老年人锥体外系的进行性变性疾病，主要病变是中脑黑质，特别是质密部多巴胺能神经元变性。

辨证论治

1. 肝风内动

临床表现：头摇肢颤，不能自主，活动迟缓，项背僵直，眩晕头胀，面红，口苦口干，易怒，腰膝酸软；舌红，苔薄黄，脉弦细。

治法：育阴潜阳，舒筋止颤。

代表方：六味地黄汤合天麻钩藤饮加减。

参考处方：天麻9g、钩藤12、石决明18g、川牛膝12g、栀子6g、黄芩9g、杜仲15g、益母草15g、桑寄生15g、首乌藤15g、茯神15g、熟地黄24g、山萸肉12g、牡丹皮9g、山药12g、茯苓9g、泽泻9g。

2. 肝肾阴虚

临床表现：活动迟缓，四肢拘急僵直或出现震颤，行动笨拙，头晕目眩，耳鸣，腰膝酸软，五心烦热，大便秘结；舌红苔少，脉弦细。

治法：滋补肝肾。

代表方：杞菊地黄丸加减。

参考处方：熟地黄24g、山萸肉12g、牡丹皮9g、山药12g、茯苓9g、泽泻9g、菊花9g、枸杞子9g。

3. 气阴两虚

临床表现：头摇肢颤，四肢无力，少气懒言，眩晕，心悸，纳呆，乏力，畏寒肢冷，汗出，溲便失常；舌体胖大，苔薄白滑，脉沉濡无力。

治法：益气养血，平肝揉筋。

代表方：定振汤加减。

参考处方：当归 12g、川芎 5g、白芍 12g、熟地黄 15g、人参 6g、白术 10g、茯苓 8g、甘草 5g。

4. 痰瘀阻络

临床表现：肢摇头颤，活动迟缓，筋脉拘急，反应迟钝，动作笨拙，言语謇涩，心悸胸闷，嗳气腹满，皮脂外溢，口中黏腻流涎，口渴不欲饮；舌质淡，苔白，脉沉细。

治法：化痰祛瘀，息风通络。

代表方：温胆汤合补阳还五汤加减。

参考处方：清半夏 6g、竹茹 6g、枳实 6g、陈皮 9g、茯苓 6g、炙甘草 3g、炙黄芪 60g、当归 6g、赤芍 6g、川芎 3g、桃仁 3g、红花 3g、地龙 9g。

5. 阴阳两虚：

临床表现：震颤日久，表情呆滞，肢体僵直，行动迟缓，语言困难，日常生活能力严重下降，面色无华，神疲乏力，自汗畏寒，纳呆，失眠；舌淡，脉沉细弱。

治法：阴阳双补，兼以息风。

代表方：地黄饮子加减。

参考处方：熟地黄 18g，巴戟天、石斛、肉苁蓉各 9g，制附子、五味子、肉桂、茯苓、麦冬、石菖蒲、远志各 6g。

外科 ◀◀◀

第一章 外科感染

第一节 疖与疖病

疖是指发生在肌肤浅表部位、范围较小的急性化脓性疾病。当感染累及单个毛囊及毛囊周围组织时称为疖；多发及反复发作者称为疖病。

辨证论治

1. 热毒蕴结

临床表现：好发于项后发际、背部、臀部。轻者疖肿只有一两个，多则可散发全身，或簇集一处，或此愈彼起；伴发热、口渴、溲赤、便秘；舌苔黄，脉数。

治法：清热解毒。

代表方：五味消毒饮加减。

参考处方：金银花 30g、野菊花 12g、天葵子 12g、紫花地丁 12g、蒲公英 12g。

2. 暑热浸淫

临床表现： 发于夏秋季节，以小儿及产妇多见。局部皮肤红肿结块，灼热疼痛，根脚很浅，范围局限，可伴发热、口干、便秘、溲赤等；舌苔薄腻，脉滑数。

治法： 清暑化湿解毒。

代表方： 清暑汤加减。

参考处方： 连翘 15g、金银花 15g、天花粉 12g、赤芍 12g、滑石 12g、车前子 9g、泽泻 9g。

3. 体虚毒恋，阴虚内热

临床表现： 疖肿常此愈彼起，不断发生，或散发全身各处，或固定一处，疖肿较大，易转变成有头疽，常伴口干、唇燥；舌质红，苔薄，脉细数。

治法： 养阴清热解毒。

代表方： 仙方活命饮合增液汤加减。

参考处方： 白芷 6g、浙贝母 6g、赤芍 12g、当归 12g、皂角刺 6g、天花粉 9g、乳香 6g、没药 6g、金银花 12g、麦冬 12g、玄参 15g、生地黄 12g。

4. 体虚毒恋，脾胃虚弱

临床表现：疖肿泛发全身各处，成脓、收口时间均较长，脓水稀薄；常伴面色萎黄，神疲乏力，纳少便溏；舌质淡或边有齿痕，苔薄，脉濡。

治法：健脾和胃，清化湿热。

代表方：五神汤合参苓白术散加减。

参考处方：茯苓 10g、车前子 10g、金银花 15g、紫花地丁 15g、白扁豆 12g、麸炒白术 15g、桔梗 6g、人参 15g、砂仁 6g、山药 15g、麸炒薏苡仁 9g。

第二节 丹毒

丹毒是乙型溶血性链球菌侵袭感染皮肤淋巴管网所致的急性非化脓性炎症。病变多见于下肢，表现为片状微隆起的皮肤红疹，色鲜红，中间稍淡，边界清楚，有的可起水疱，局部有烧灼样疼痛。

1. 风热毒蕴

临床表现：发于头面部，皮肤焮红灼热，肿胀疼痛，甚则发生水疱，眼胞肿胀难睁，伴恶寒、发热、头痛；舌质红，苔薄黄，脉浮数。

治法：疏风清热解毒。

代表方：普济消毒饮加减。

参考处方：黄芩 15g、黄连 15g、玄参 6g、连翘 3g、板蓝根 3g、牛蒡子 3g、僵蚕 2g、升麻 2g、甘草 6g。

2. 湿热毒蕴

临床表现：发于下肢，局部红赤肿胀、灼热疼痛，或见水疱、紫斑，甚至结毒化脓或皮肤坏死，或反复发作，可形成大脚风，伴发热、胃纳不香；舌红，苔黄腻，脉滑数。

治法：利湿清热解毒。

代表方：五神汤合萆薢渗湿汤加减。

参考处方：茯苓 15g、车前子 10g、金银花 15g、紫花地丁 15g、绵萆薢 15g、薏苡仁 30g、滑石 20g、牡丹皮 10g、泽泻 10g、通草 5g。

第三节　甲沟炎

甲沟炎是皮肤沿指甲两侧形成的甲沟及其周围组织的化脓性细菌感染，常因微小刺伤、挫伤、逆剥或剪指甲过深等引起。

辨证论治

1. 火毒凝结

临床表现：局部红肿热痛，麻痒相兼，伴畏寒发热；舌质红，苔黄，脉数。

治法：清热解毒。

代表方：五味消毒饮、黄连解毒汤加减。

参考处方：金银花 30g、野菊花 12g、天葵子 12g、紫花地丁 12g、蒲公英 12g、黄芩 6g、黄连 6g、黄柏 6g、栀子 9g。

2. 热盛肉腐

临床表现：红肿明显，疼痛剧烈，痛如鸡啄，溃后脓出肿痛消退；若溃后脓泄不畅，则肿痛不退，胬肉外突，甚者损筋蚀骨；舌质红，苔黄，脉数。

治法：清热透脓托毒。

代表方：五味消毒饮合透脓散加减。

参考处方：金银花 30g、野菊花 12g、天葵子 12g、紫花地丁 12g、蒲公英 12g、黄芪 12g、川芎 9g、当归 6g、皂角刺 6g。

3. 湿热下注

临床表现：局部及足底部红肿热痛，伴恶寒、发热、头痛、纳呆；舌质红，苔黄腻，脉滑数。

治法：清热解毒利湿。

代表方：五神汤合萆薢渗湿汤加减。

参考处方：茯苓 15g、车前子 10g、金银花 15g、紫花地丁 15g、绵萆薢 15g、薏苡仁 30g、滑石 20g、牡丹皮 10g、泽泻 10g、通草 6g。

第四节 脓性指头炎

脓性指头炎为手指末节掌面皮下化脓性细菌感染，多因甲沟炎加重或指尖、手指末节皮肤受伤后引起。

1. 火毒凝结

临床表现：局部红肿热痛，麻痒相兼，伴畏寒发热；舌质红，苔黄，脉数。

治法：清热解毒。

代表方：五味消毒饮、黄连解毒汤加减。

参考处方：金银花30g、野菊花12g、天葵子12g、紫花地丁12g、蒲公英12g、黄芩6g、黄连9g、黄柏6g、栀子9g。

2. 热盛肉腐

临床表现：红肿明显，疼痛剧烈，痛如鸡啄，溃后脓出肿痛消退；若溃后脓泄不畅，则肿痛不退，胬肉外突，甚者损筋蚀骨；舌质红，苔黄，脉数。

治法：清热透脓托毒。

代表方：五味消毒饮合透脓散加减。

参考处方：金银花30g、野菊花12g、天葵子12g、紫花地丁12g、蒲公英12g、黄芪12g、川芎9g、当归6g、皂角刺6g。

外科

3. 湿热蕴结

临床表现：局部红肿热痛，伴恶寒、发热、头痛、纳呆；舌质红，苔黄腻，脉滑数。

治法：清热解毒利湿。

代表方：五神汤合萆薢渗湿汤加减。

参考处方：茯苓 15g、车前子 10g、金银花 15g、紫花地丁 15g、绵萆薢 15g、薏苡仁 30g、滑石 20g、牡丹皮 10g、泽泻 10g、通草 5g。

第五节　急性化脓性腱鞘炎

手屈指腱鞘炎多为局部刺伤后继发细菌感染，也可由掌部感染蔓延而来，手伸指腱鞘感染少见。

辨证论治

1. 火毒凝结

临床表现：局部红肿热痛，麻痒相兼，伴畏寒发热；舌质红，苔黄，脉数。

治法：清热解毒。

代表方：五味消毒饮、黄连解毒汤加减。

参考处方：金银花 30g、野菊花 12g、天葵子 12g、紫花地丁 12g、蒲公英 12g、黄连 9g、黄芩 6g、黄柏 6g、栀子 9g。

2. 热盛肉腐

临床表现：红肿明显，疼痛剧烈，痛如鸡啄，溃后脓出肿痛消退；若溃后脓泄不畅，则肿痛不退，胬肉外突，甚者损筋蚀骨；舌质红，苔黄，脉数。

治法：清热透脓托毒。

代表方：五味消毒饮合透脓散加减。

参考处方：金银花 30g、野菊花 12g、天葵子 12g、紫花地丁 12g、蒲公英 12g、黄芪 12g、川芎 9g、当归 6g、皂角刺 5g。

3. 湿热蕴结

临床表现：局部红肿热痛，伴恶寒、发热、头痛、纳呆；舌质红，苔黄腻，脉滑数。

治法：清热解毒利湿。

代表方：五神汤合萆薢渗湿汤加减。

参考处方：茯苓 15g、车前子 10g、金银花 15g、紫花地丁 15g、绵萆薢 15g、薏苡仁 30g、滑石 20g、牡丹皮 10g、泽泻 10g、通草 5g。

第六节　褥疮

褥疮是由于局部组织长期受压，发生持续缺血、缺氧、营养不良而致组织溃烂坏死。好发于易受压和摩擦的部位，局部皮肉腐烂流脓，经久不愈。

辨证论治

1. 气滞血瘀

临床表现：局部皮肤出现红斑，继而紫暗红肿或有破溃；舌边有瘀斑，苔薄，脉弦。

治法：理气活血。

代表方：血府逐瘀汤加减。

参考处方：当归 9g、生地黄 9g、桃仁 12g、红花 9g、枳壳 6g、赤芍 6g、北柴胡 3g、甘草 6g、桔梗 6g、川芎 6g、牛膝 9g。

2. 蕴毒腐溃

临床表现：褥疮溃烂，腐肉及脓水较多，或有恶臭，重者溃烂可深及筋骨，四周漫肿；伴有发热或低热，精神萎靡，不思饮食；舌红苔少，脉细数。

治法：益气养阴，理气托毒。

代表方：生脉散、透脓散加减。

参考处方：麦冬 9g、五味子 6g、人参 9g、黄芪 12g、川芎 9g、当归 15g、皂角刺 6g。

3. 气血两虚

临床表现：疮面腐肉难脱，或腐肉虽脱但疮色淡，愈合缓慢；伴有面色无华，神疲乏力，纳差食少；舌淡苔少，脉沉细无力。

治法：补气养血，托毒生肌。

代表方：托里消毒散加减。

参考处方：黄芪 15g、党参 15g、川芎 9g、当归 12g、白术 9g、金银花 12g、皂角刺 9g、桔梗 6g、甘草 6g。

第一节　脂肪瘤

脂肪瘤为正常脂肪样组织的瘤状物，好发于四肢、躯干。

辨证论治

气郁痰凝

临床表现：肿块多为单个，少数为多发，大小不一，瘤体柔软如绵，推之可移动，皮色不变，生长缓慢；舌淡，苔白，脉滑。

治法：理气健脾，化痰散结。

代表方：化坚二陈汤合十全流气饮加减。

参考处方：陈皮9g、清半夏9g、茯苓15g、甘草9g、黄连6g、炒僵蚕9g、乌药3g、川芎12g、当归15g、白芍15g、香附9g、青皮9g、木香6g。

基层医师掌中宝

第二节　血管瘤

毛细血管瘤多见于婴儿，大多数是女性。出生时或生后早期见皮肤有红色丘疹或小红斑，逐渐增大、红色加深并可隆起。

辨证论治

1. 心肾火毒

临床表现：肿块大小不一，色泽鲜红，边界不清，不痛不痒，伴面赤口渴，口舌生疮，尿黄便干；舌质红，苔薄黄，脉细数。

治法：清心泻火解毒。

代表方：芩连二母汤合凉血地黄汤加减。

参考处方：黄芩 10g、黄连 5g、知母 10g、浙贝母 10g、当归 10g、白芍 10g、生地黄 10g、熟地黄 10g、蒲黄 10g、地骨皮 10g、川芎 10g、栀子 10g、玄参 10g、甘草 6g。

2. 肝经火旺

临床表现：多发于头面或胸胁，肿块呈丘疹或结节状，表面色红，易出血，伴心烦易怒，咽干口苦；舌质红，苔微黄，脉弦数。

治法：清肝泻火解毒。

代表方：丹栀逍遥散合清肝芦荟汤加减。

参考处方：牡丹皮 10g、栀子 10g、北柴胡 12g、当归 12g、白芍 12g、茯苓 12g、白术 12g、甘草 6g、生地黄 12g、川芎 10g、黄连 5g、昆布 5g、芦荟 5g。

3. 脾失统血

临床表现：瘤体不大，边界尚清，表面紫红，好发于下肢，质地柔软易出血，无疼痛，伴纳呆便溏；舌质淡，苔白或白腻，脉细。

治法：健脾化湿解毒。

代表方：顺气归脾汤加减。

参考处方：陈皮 10g、浙贝母 10g、香附 10g、乌药 10g、当归 10g、白术 10g、茯神 10g、黄芪 10g、酸枣仁 10g、远志 10g、木香 6g、炙甘草 6g。

第三章 颈部疾病

第一节 结节性甲状腺肿

结节性甲状腺肿主要表现为颈部增粗、甲状腺部位肿大。

辨证论治

1. 气郁痰阻

临床表现：颈部肿大，弥漫对称，自觉胀满，质软光滑，无压痛；时有胸闷，善太息，病情的波动常与情志因素有关；舌红，苔薄白，脉弦。

治法：行气解郁，化痰消瘿。

代表方：四海舒郁汤加减。

参考处方：木香 6g、陈皮 6g、海蛤粉 6g、海藻 12g、昆布 12g、海螵蛸 10g。

2. 痰结血瘀

临床表现：颈前肿块，按之较硬或有结节，日久难愈，纳差；舌有瘀点瘀斑，苔薄白，脉弦或涩。

治法：理气化痰，活血消瘿。

代表方：海藻玉壶汤加减。

参考处方：海藻 9g、浙贝母 6g、陈皮 12g、昆布 6g、青皮 9g、川芎 12g、当归 15g、清半夏 9g、连翘 15g、甘草 6g、独活 12g。

3. 肝火旺盛

临床表现：颈前结节，表面光滑，质地柔软，烦热多汗，胸胁窜痛，性情急躁易怒，眼球突出，手颤抖，颜面烘热，口苦；舌红，苔薄黄，脉弦数。

治法：清肝泻火，化痰散结。

代表方：栀子清肝汤加减。

参考处方：牛蒡子 12g、北柴胡 6g、川芎 15g、白芍 15g、石膏 18g、当归 15g、栀子 15g、牡丹皮 15g、黄芩 15g、黄连 12g、甘草 9g。

4. 心肝阴虚

临床表现：颈部肿大，病起缓慢，质软，心悸不宁，少寐，手颤动，易汗出，倦怠乏力；舌质红，苔薄，脉弦细数。

治法：滋养心阴，化痰安神。

代表方：天王补心汤加减。

参考处方：人参 6g、茯苓 9g、玄参 12g、丹参 15g、桔梗 5g、远志 15g、当归 15g、五味子 6g、麦冬 15g、天冬 15g、柏子仁 12g、炒酸枣仁 15g、生地黄 12g。

5. 脾肾阳虚

临床表现：颈部肿块，神疲乏力，少气懒言，头晕目眩，四肢不温，纳食腹胀；舌淡红，苔薄，脉缓或沉。

治法：补肾健脾，温中助阳。

代表方：右归饮加减。

参考处方：熟地黄 24g、麸炒山药 12g、枸杞子 12g、炒菟丝子 12g、鹿角胶 12g、杜仲 12g、肉桂 6g、当归 9g、制附子 6g。

第二节　甲状腺腺瘤

　　甲状腺腺瘤是最常见的甲状腺良性肿瘤，多见于 40 岁以下的妇女。临床表现为颈部出现圆形或椭圆形结节，多为单发，生长缓慢。

辨证论治

1. 气滞痰凝

临床表现：颈前喉结一侧或两侧肿块，呈圆形或卵圆形，质地柔韧；一般无明显全身症状，如肿块过大可有呼吸不畅或吞咽不利；苔薄腻，脉弦滑。

治法：理气解郁，化痰软坚。

代表方：逍遥散合海藻玉壶汤加减。

参考处方：北柴胡 9g、甘草 6g、当归 9g、茯苓 9g、白芍 9g、白术 9g、海藻 9g、昆布 9g、浙贝母 6g、清半夏 6g、陈皮 12g、青皮 9g、川芎 15g、连翘 12g、独活 15g。

2. 气阴两虚

临床表现：颈部喉结处肿块，质地柔韧，伴有急躁易怒、汗出心悸、失眠多梦、消谷善饥、形体消瘦、女子月经不调、手部震颤等；舌红，苔薄，脉弦。

治法：益气养阴，软坚散结。

代表方：生脉散合消瘰丸加减。

参考处方：党参 9g、麦冬 15g、五味子 6g、玄参 12g、浙贝母 12g、牡蛎 20g、夏枯草 15g。

第四章　乳房疾病

第一节　急性乳腺炎

急性乳腺炎是乳腺的急性化脓性感染，多为产后哺乳的妇女，尤以初产妇更为多见，往往发生在产后3—4周，表现为乳房红、肿、热、痛等症状。

辨证论治

1. 肝胃郁热

临床表现：乳房肿胀疼痛，结块或有或无，皮色不变或微红，排乳不畅；伴恶寒发热、头痛骨楚、胸闷呕恶、纳谷不馨、大便干结等；舌质红，苔薄白或薄黄，脉浮数或弦数。

治法：疏肝清胃，通乳消肿。

代表方：瓜蒌牛蒡汤加减。

参考处方：瓜蒌子12g、牛蒡子9g、天花粉9g、黄芩9g、陈皮6g、栀子9g、连翘

9g、皂角刺 9g、金银花 9g、甘草 6g。

2. 热毒炽盛

临床表现：乳房肿痛加重，结块增大，皮肤焮红灼热，继之结块中软应指，或脓出不畅，红肿热痛不消，伴壮热不退、口渴喜饮、便秘溲赤；舌质红，苔黄腻，脉洪数。

治法：清热解毒，托里透脓。

代表方：五味消毒饮合透脓散加减。

参考处方：金银花 30g、野菊花 12g、天葵子 12g、紫花地丁 12g、蒲公英 12g、黄芪 12g、川芎 9g、当归 6g、皂角刺 6g。

3. 正虚邪滞

临床表现：溃后乳房肿痛减轻，脓液清稀，淋漓不尽，日久不愈，或乳汁从疮口溢出，伴面色少华，神疲乏力，或低热不退，纳谷不馨；舌质淡，苔薄，脉细。

治法：益气和营，托毒生肌。

代表方：托里消毒散加减。

参考处方：黄芪 15g、党参 15g、川芎 9g、当归 12g、白术 9g、金银花 12g、皂角刺 9g、桔梗 6g、甘草 6g。

4. 气血凝滞

临床表现：乳房结块质硬，微痛不热，皮色不变或暗红，日久不消；舌质正常或瘀暗，苔薄白，脉弦涩。

治法：疏肝活血，温阳散结。

代表方：四逆散加鹿角片、桃仁、丹参等。

参考处方：北柴胡6g、赤芍15g、鹿角片6g、桃仁12g、甘草6g。

第二节　乳腺增生病

乳腺增生病是乳腺组织既非炎症也非肿瘤的良性增生性疾病。其临床特点是单侧或双侧乳房疼痛并出现肿块。

辨证论治

1. 肝郁痰凝

临床表现：多见于青壮年妇女，乳房肿块，质韧不坚，胀痛或刺痛，症状随喜怒消长；伴有胸闷胁胀、善郁易怒、失眠多梦、心烦口苦；苔薄黄，脉弦滑。

治法：疏肝解郁，化痰散结。

代表方：逍遥蒌贝散加减。

参考处方：北柴胡 10g、郁金 10g、当归 10g、白芍 10g、茯苓 10g、瓜蒌 10g、浙贝母 10g、牡蛎 30g、清半夏 9g。

2. 冲任失调

临床表现：多见于中年妇女，乳房肿块月经前加重，经后减缓，乳房疼痛较轻或无疼痛；伴有腰酸乏力，神疲倦怠，月经失调，量少色淡，或闭经；舌淡，苔白，脉沉细。

治法：调摄冲任，和营散结。

代表方：二仙汤合四物汤加减。

参考处方：淫羊藿 15g、仙茅 15g、白芍 12g、当归 15g、知母 12g、丹参 20g、香附 6g、郁金 6g。

第三节　乳腺纤维腺瘤

乳腺纤维腺瘤是指乳腺小叶内纤维组织和腺上皮的良性肿瘤，增长缓慢，病人常无明显自觉症状。

1. 肝气郁结

临床表现：肿块较小，发展缓慢，不红不热，不觉疼痛，推之可移，伴胸闷、喜叹息；苔薄白，脉弦。

治法：疏肝解郁，化痰散结。

代表方：逍遥散加减。

参考处方：北柴胡9g、当归15g、茯苓12g、白芍9g、白术9g、甘草5g、生姜6g、薄荷6g。

2. 血瘀痰凝

临床表现：肿块较大，坚硬质实，重坠不适，伴胸胁牵痛、烦闷急躁，或女子月经不调、痛经等症；舌质暗红，苔薄腻，脉弦滑或弦细。

治法：疏肝活血，化痰散结。

代表方：逍遥散合桃红四物汤加山慈菇、海藻。

参考处方：北柴胡 9g、当归 9g、茯苓 9g、白芍 9g、白术 9g、炙甘草 5g、当归 9g、熟地黄 12g、川芎 6g、桃仁 9g、红花 6g、山慈菇 5g、海藻 10g。

第五章 阑尾与胆道疾病

第一节 阑尾炎

阑尾炎是由于各种原因导致阑尾管腔堵塞，或继发细菌感染而引发的炎症。临床特点是腹痛起始于胃脘或脐周，数小时后转移至右下腹，伴发热、恶心、呕吐，右下腹持续性疼痛并拒按。

辨证论治

1. 瘀滞

临床表现：转移性右下腹痛，呈持续性、进行性加剧，右下腹局限性压痛或拒按，伴恶心、纳差，可有轻度发热；苔白腻，脉弦滑或弦紧。

治法：行气活血，通腑泄热。

代表方：大黄牡丹汤合红藤煎剂加减。

参考处方：大黄 12g、牡丹皮 3g、桃仁 9g、冬瓜子 30g、玄明粉 6g、金银花 12g、紫花地丁 30g、连翘 12g、延胡索 6g、甘草 6g。

2. 湿热

临床表现：腹痛加剧，右下腹或全腹压痛、反跳痛，腹皮挛急；右下腹可摸及包块；壮热，纳呆，恶心呕吐，便秘或腹泻；舌红，苔黄腻，脉弦数或滑数。

治法：通腑泄热，利湿解毒。

代表方：复方大柴胡汤加减。

参考处方：北柴胡 12g、黄芩 9g、枳壳 9g、川楝子 9g、大黄 9g、延胡索 10g、白芍 10g、蒲公英 15g、木香 6g、甘草 6g。

3. 热毒

临床表现：腹痛剧烈，全腹压痛、反跳痛，腹皮挛急；高热不退或恶寒发热，时时汗出，烦渴，恶心呕吐，腹胀，便秘或似痢不爽；舌红绛而干，苔黄厚干燥或黄糙，脉洪数或细数。

治法：通腑排脓，养阴清热。

代表方：大黄牡丹汤合透脓散加减。

参考处方：大黄 12g、玄明粉 6g、桃仁

9g、牡丹皮 3g、冬瓜子 30g、黄芪 12g、川芎 9g、当归 6g、皂角刺 6g。

第二节　胆石症

胆囊内的结石为胆囊结石，左右肝管汇合部以下的肝总管和胆总管内为肝外胆管结石，汇合部以上的为肝内胆管结石。

辨证论治

1. 肝郁气滞

临床表现：右上腹间歇性绞痛或闷痛，有时可向右肩背部放射，右上腹有局限性压痛；伴低热、口苦、食欲减退；舌质淡红，苔薄白或微黄，脉弦紧。

治法：疏肝利胆，理气开郁。

代表方：金铃子散合大柴胡汤。

参考处方：延胡索 9g、北柴胡 24g、黄芩 9g、白芍 9g、姜半夏 9g、枳实 9g、大黄 6g、大枣 15g、生姜 15g。

2. 肝胆湿热

临床表现：右上腹有持续性胀痛，多向右肩背部放射，右上腹肌紧张，有压痛，有时可摸到肿大的胆囊，伴高热、恶寒、口苦咽干、恶心呕吐、不思饮食，部分病人出现身目发黄；舌质红，苔黄腻，脉弦滑或弦数。

治法：疏肝利胆，清热利湿。

代表方：茵陈蒿汤合大柴胡汤加减。

参考处方：茵陈 15g、栀子 10g、北柴胡 24g、黄芩 9g、大黄 6g、枳实 9g、姜半夏 9g、白芍 9g。

3. 肝胆脓毒

临床表现：右上腹硬满灼痛，痛而拒按，或可触及肿大的胆囊；黄疸日深，壮热不止；舌质红绛，苔黄燥，脉弦数。严重者四肢厥冷，脉微细而数。

治法：泻火解毒，养阴利胆。

代表方：茵陈蒿汤合黄连解毒汤加减。

参考处方：茵陈 18g、栀子 12g、黄连 9g、黄芩 6g、大黄 6g、黄柏 6g。

4. 肝阴不足

临床表现：胁肋隐痛，绵绵不已，可向右肩背部放射，遇劳加重；口干咽燥，心中烦热，两目干涩，头晕目眩；舌红少苔，脉弦细。

治法：滋阴柔肝，养血通络。

代表方：一贯煎加减。

参考处方：北沙参 15g、麦冬 15g、当归 9g、生地黄 18g、枸杞子 9g、川楝子 6g。

第六章　结、直肠与肛管疾病

第一节　痔

外科

痔，即痔疮，是最常见的肛肠疾病，由于肛管或直肠下端的静脉丛充血或瘀血并肿大，易出现排便时出血疼痛、肛门瘙痒、痔赘脱垂等症状。痔可分为外痔、内痔和混合痔。

辨证论治

1. 风伤肠络

临床表现：大便带血、滴血或呈喷射状出血，血色鲜红，或有肛门瘙痒；舌红，苔薄白或薄黄，脉浮数。

治法：清热凉血祛风。

代表方：凉血地黄汤或槐花散加减。

参考处方：生地黄 12g、当归 15g、地榆 9g、槐角 9g、荆芥 9g、枳壳 9g、甘草 6g。

2. 湿热下注

临床表现：便血鲜红，量多，肛内肿物脱出，可自行还纳，肛门灼热；舌红，苔薄黄腻，脉弦数。

治法：清热渗湿止血。

代表方：脏连丸加减。

参考处方：黄连 12g、黄芩 15g、生地黄 15g、赤芍 15g、当归 15g、槐角 12g、槐花 12g、荆芥 12g、地榆炭 12g、阿胶 6g。

3. 气滞血瘀

临床表现：肛内肿物脱出，甚或嵌顿，肛门紧缩，坠胀疼痛，甚则肛门缘有血栓，形成水肿，触之疼痛明显；舌暗红，苔白或黄，脉弦或涩。

治法：清热利湿，祛风活血。

代表方：止痛如神汤加减。

参考处方：秦艽 10g、苍术 10g、黄柏 10g、熟大黄 10g、当归 10g、泽泻 10g、槐花 10g、地榆 15g、桃仁 6g、防风 6g、荆芥 6g。

4. 脾虚气陷

临床表现：肛门坠胀，痔核脱出，需用手托方能复位，便血鲜红或淡红；面色无华，神疲乏力，少气懒言，纳呆便溏；舌淡胖，边有齿痕，苔薄白，脉弱。

治法：补气升提。

代表方：补中益气汤加减。

参考处方：黄芪18g、炙甘草9g、人参6g、当归3g、陈皮6g、升麻6g、北柴胡6g、白术9g。

第二节　肛裂

肛管皮肤全层裂开并形成感染性溃疡者称为肛裂。其临床特点是肛门周期性疼痛、出血、便秘。

辨证论治

1. 血热肠燥

临床表现：大便二三日一行，质干硬，便时肛门疼痛，便时滴血或手纸染血，裂口色红；腹部胀满，溲黄；舌偏红，脉弦数。

治法：清热润肠通便。

代表方：凉血地黄汤合脾约麻仁汤加减。

参考处方：生地黄 15g、当归 10g、玄参 10g、地榆 6g、槐角 6g、黄芩 15g、黄连 9g、大黄 12g、厚朴 9g、苦杏仁 10g、枳实 9g、白芍 9g、火麻仁 20g。

2. 阴虚津亏

临床表现：大便干结，数日一行，便时疼痛，点滴下血，裂口深红；口干咽燥，五心烦热；舌红，苔少或无苔，脉细数。

治法：养阴清热润肠。

代表方：润肠汤加减。

参考处方：当归 12g、生地黄 12g、火麻仁 15g、桃仁 9g、甘草 9g。

3. 气滞血瘀

临床表现：肛门刺痛明显，便时便后尤甚，肛门紧缩，裂口色紫暗；舌紫暗，脉弦或涩。

治法：理气活血，润肠通便。

代表方：六磨汤加减。

参考处方：大黄9g、槟榔6g、沉香6g、木香9g、乌药6g、枳壳9g。

第三节　直肠脱垂

直肠脱垂是直肠壁部分或全层向下移位的一种疾病。主要症状为直肠黏膜自肛门脱出。

辨证论治

1. 脾虚气陷

临床表现：便时肛门肿物脱出，轻重程度不一，色淡红；伴有肛门坠胀，大便带血，神疲乏力，食欲不振，甚则头昏耳鸣，腰膝酸软；舌淡，苔薄白，脉弱。

治法：补气升提，收敛固摄。

代表方：补中益气汤加减。

参考处方：黄芪18g、炙甘草9g、人参6g、当归3g、陈皮6g、升麻6g、北柴胡6g、白术9g。

2. 湿热下注

临床表现：肛门肿物脱出，色紫暗或深红，甚则表面溃破、糜烂，肛门坠痛，肛内有灼热感；舌红，苔黄腻，脉弦数。

治法：清热利湿。

代表方：萆薢渗湿汤或葛根芩连汤加减。

参考处方：葛根 15g、炙甘草 6g、黄芩 9g、黄连 9g、绵萆薢 15g、薏苡仁 30g、泽泻 9g、黄柏 12g。

第四节　便秘

便秘是指排便不顺利的状态，一般情况下便秘是肠道功能性改变所致，包括慢传输型便秘、出口梗阻型便秘、混合型便秘。

辨证论治

1. 脾虚气陷

临床表现：大便不干，便条不粗，但排出困难；伴有神疲乏力，少气懒言，食少纳呆；舌淡，苔白，脉弦。

治法：补气润肠，健脾升阳。

代表方：黄芪汤加减。

参考处方：黄芪 15g、陈皮 6g、白术 6g、党参 6g、山药 6g、升麻 6g。

2. 气机阻滞

临床表现：大便秘结，欲便不能，甚则便条不粗仍排出困难；兼嗳气频作，胸胁痞满，甚则腹中胀痛，纳食减少；舌淡，苔薄腻，脉弦。

治法：顺气行滞通便。

代表方：六磨汤加减。

参考处方：大黄 6g、槟榔 6g、沉香 6g、木香 6g、乌药 6g、枳壳 6g。

3. 湿热下注

临床表现：排便困难，直肠内有梗阻、坠胀感，会阴部灼热感，粪便夹有黏液，偶有血便，伴有口干、烦躁；舌红，苔黄腻，脉滑数。

治法：清热导滞，润肠通便。

代表方：麻子仁汤加减。

参考处方：火麻仁 20g、白芍 9g、炙枳实 9g、大黄 12g、姜厚朴 9g、苦杏仁 10g。

4. 气阴两虚

临床表现：老年体弱之人，虽有便意，但临厕努挣乏力，挣则汗出气短，面色苍白；兼有恶心，烦热盗汗，神疲乏力，懒言；舌淡红，苔薄而少，脉细。

治法：益气养阴通便。

代表方：八珍汤加减。

参考处方：当归 15g、川芎 15g、白芍 15g、熟地黄 15g、人参 15g、麸炒白术 15g、茯苓 15g、甘草 15g。

5. 阳虚寒凝

临床表现：大便艰涩，排出困难，小便清长，面色苍白，四肢不温，喜热怕冷，腹中冷痛或腰脊酸冷；舌淡，苔白，脉沉迟。

治法：温阳通便。

代表方：济川煎加肉桂。

参考处方：当归 15g、牛膝 12g、肉苁蓉 9g、泽泻 9g、升麻 9g、枳壳 6g、肉桂 6g。

第七章　周围血管疾病

第一节　血栓性浅静脉炎

血栓性浅静脉炎是浅表静脉的一种急性非化脓性炎症，并伴有继发性管腔内血栓形成的静脉病。其临床表现以肢体浅静脉呈条索状突起、色赤、形如蚯蚓、硬而疼痛为特征。

辨证论治

1. 湿热瘀阻

临床表现：患肢可见静脉曲张团突出、疼痛、色红、肿胀、灼热，可摸到硬结节或条索状物，可伴有全身不适、发热症状；苔黄腻或厚腻，脉滑数。

治法：清热利湿，解毒通络。

代表方：二妙散合茵陈赤小豆汤加减。

参考处方：盐黄柏 15g、麸炒苍术 15g、茵陈 15g、赤小豆 12g、薏苡仁 24g、泽泻 9g、苦参 9g、防己 9g、佩兰 9g。

2. 血瘀湿阻

临床表现：患肢疼痛、肿胀、皮色红紫，活动后则甚，小腿部挤压刺痛或胀痛，或见条索状物，按之柔韧或似弓弦；舌有瘀点、瘀斑，脉沉细或沉涩。

治法：活血化瘀，行气散结。

代表方：活血通脉汤加减。

参考处方：丹参 25g、鸡血藤 25g、黄芪 25g、蒲公英 20g、赤芍 10g、天葵子 10g、天花粉 10g、紫花地丁 10g、桃仁 10g、乳香 5g、没药 5g。

3. 肝郁蕴结

临床表现：胸腹壁有条索状物，固定不移，刺痛，胀痛，或牵掣痛，伴胸闷、嗳气等；舌质淡红或有瘀点、瘀斑，苔薄，脉弦或弦涩。

治法：疏肝解郁，活血解毒。

代表方：柴胡清肝汤或复元活血汤。

参考处方：北柴胡 15g、瓜蒌 9g、当归 9g、红花 6g、甘草 6g、酒大黄 18g、桃仁 15g。

第二节　下肢深静脉血栓形成

深静脉血栓形成是指血液在深静脉系统内由液态转化为固态，阻塞血液回流且引起静脉壁炎症改变的疾病。其主要表现为肢体肿胀、疼痛、局部皮温升高和浅静脉怒张四大症状。

辨证论治

1. 湿热下注

临床表现：发病较急，患肢粗肿、发热、发红、疼痛，活动受限；舌质红，苔黄腻，脉弦滑。

治法：清热利湿，活血化瘀。

代表方：四妙勇安汤加减。

参考处方：金银花 30g、玄参 20g、当归 30g、甘草 9g。

2. 血脉瘀阻

临床表现：患肢肿胀，皮色紫暗，固定性压痛，肢体青筋怒张；舌质暗或有瘀斑，苔白，脉弦。

治法：活血化瘀，通络止痛。

代表方：活血通脉汤加减。

参考处方：丹参 25g、红花 10g、赤芍 10g、当归 15g、黄芪 25g、牡丹皮 10g、桃仁 10g、鸡血藤 25g、乳香 5g。

3. 气虚湿阻

临床表现：患肢肿胀日久，朝轻暮重，活动后加重，休息抬高下肢后减轻，青筋迂曲，或伴小腿色素沉着、瘀积性皮炎，或起湿疹，或成溃疡，倦怠乏力；舌淡，边有齿印，苔薄白，脉沉。

治法：益气健脾，祛湿通络。

代表方：参苓白术散加味。

参考处方：莲子 9g、薏苡仁 9g、砂仁 6g、桔梗 6g、白扁豆 12g、茯苓 15g、人参 15g、甘草 10g、白术 15g、山药 15g、猪苓 6g。

第三节　下肢静脉曲张

下肢静脉曲张是指下肢浅表静脉发生扩张、延长、弯曲成团状，晚期可并发慢性溃病的病变。其主要临床表现为下肢浅静脉扩张、迂曲，下肢沉重、乏力感；可出现踝部轻度肿胀和足靴区皮肤营养性变化：皮肤色素沉着、皮炎、湿疹、皮下脂质硬化和溃疡形成。

辨证论治

1. 劳倦伤气

临床表现：久站久行或劳累时瘤体增大，下坠不适感加重，常伴气短乏力、脘腹坠胀、腰酸；舌淡，苔薄白，脉细缓无力。

治法：补中益气，活血舒筋。

代表方：补中益气汤加减。

参考处方：黄芪 18g、人参 6g、当归 3g、陈皮 6g、升麻 6g、北柴胡 6g、白术 9g、丹参 9g、黄柏 9g、炙甘草 9g。

2. 寒湿凝筋

临床表现：瘤色紫暗，喜暖，下肢轻度肿胀，伴形寒肢冷、口淡不渴、小便清长；舌淡暗，苔白腻，脉弦细。

治法：暖肝散寒，益气通脉。

代表方：暖肝煎合当归四逆汤加减。

参考处方：当归 9g、小茴香 6g、乌药 6g、木香 3g、茯苓 6g、桂枝 9g、白芍 9g、细辛 3g、黄芪 9g、通草 6g。

3. 外伤瘀滞

临床表现：青筋盘曲，状如蚯蚓，表面色青紫，患肢肿胀疼痛；舌有瘀点，脉细涩。

治法：活血化瘀，和营消肿。

代表方：活血散瘀汤加减。

参考处方：当归 30g、赤芍 15g、苏木 15g、牡丹皮 15g、瓜蒌子 15g、地龙 20g、川芎 15g、桃仁 12g、枳壳 9g、大黄 6g。

4. 火旺血燥

临床表现：下肢青筋盘曲，瘤体灼热，伴五心烦热、口干；舌红，苔黄，脉细数。

治法：清肝泻火，养血生津。

代表方：清肝芦荟汤加减。

参考处方：当归 12g、生地黄 12g、白芍 12g、川芎 10g、黄连 6g、昆布 6g、芦荟 6g、甘草 6g。

第四节　淋巴水肿

淋巴水肿是淋巴液回流障碍导致淋巴液在皮下组织持续积聚，甚则引起纤维组织增生的一种慢性进展性疾病。其临床表现为肢体肿胀，早期多呈凹陷性水肿，休息或患肢抬高后水肿减轻，后期患部皮肤及皮下组织纤维增生，汗腺、皮脂腺均遭到破坏，皮肤粗糙增厚，坚如象皮，故又称"象皮肿"，并可继发感染，形成溃疡，少数可恶变。

辨证论治

1. 脾虚湿阻

临床表现：患肢明显水肿，压之凹陷，不随手而起，肿痛；舌质淡，体胖，边有齿痕，苔白腻，脉濡。

治法：健脾利湿，活血通络。

代表方：人参健脾丸合参苓白术散加减。

参考处方：人参 15g、白术 15g、茯苓 15g、陈皮 10g、莲子 9g、薏苡仁 9g、砂仁 6g、桔梗 6g、白扁豆 12g、山药 15g、赤芍 10g、甘草 10g。

2. 湿热下注

临床表现：患肢皮肤焮红灼热，边界清楚，肿胀，疼痛，伴有寒战、发热、骨节酸痛；舌质红，苔黄腻，脉滑数。

治法：清热利湿，活血消肿。

代表方：萆薢渗湿汤合五神汤加减。

参考处方：茯苓 10g、牛膝 10g、车前子 10g、紫花地丁 15g、绵萆薢 15g、薏苡仁 30g、黄柏 12g、牡丹皮 12g、泽泻 9g、滑石 20g、通草 6g。

3. 痰瘀阻滞

临床表现：患肢肿胀、增粗变硬，皮肤增厚、粗糙，随按即起，状如象皮，或伴有慢性溃疡，久不愈合，可伴有胸胁胀痛或面色少华，乏力；舌质淡暗或有瘀斑，苔薄白，脉弦涩或沉涩。

治法：健脾化痰，活血通络。

代表方：桃红四物汤合四君子汤加减。

参考处方：桃仁9g、红花6g、当归9g、赤芍9g、川芎6g、生地黄12g、党参9g、白术9g、茯苓9g、炙甘草6g。

第八章　泌尿、男性生殖系统疾病

第一节　泌尿系结石

基层医师掌中宝

泌尿系结石包括上尿路结石（肾结石、输尿管结石）和下尿路结石（膀胱结石和尿道结石），是泌尿科常见疾病之一。其临床特点以腰腹部绞痛和血尿为主。

辨证论治

结石直径＜1cm且表面光滑、无肾功能损害者，可采用中药排石；对于较大结石可先行体外震波碎石，再配合中药治疗。初起宜宣通清利，日久则配合补肾活血、行气导滞之剂。

1. 湿热蕴结

临床表现：腰痛或小腹痛，或尿流突然中断，尿频，尿急，尿痛，小便混赤，或为血尿，口干欲饮；舌红，苔黄腻，脉弦数。

治法：清热利湿，通淋排石。

代表方：三金排石汤加减。

参考处方：金钱草 30g、海金沙 15g、鸡内金 10g、川木通 6g、萹蓄 15g、滑石 12g、瞿麦 12g、车前子 15g。

2. 气血瘀滞

临床表现：发病急骤，腰腹胀痛或绞痛，疼痛向外阴部放射，尿频，尿急，尿黄或赤；舌暗红或有瘀斑，脉弦或弦数。

治法：理气活血，通淋排石。

代表方：石韦散加减。

参考处方：延胡索 9g、石韦 6g、牛膝 9g、滑石 15g、瞿麦 15g、车前子 9g。

3. 肾气不足

临床表现：结石日久，留滞不去，腰部胀痛，时发时止，遇劳加重，疲乏无力，尿少或频数不爽，或面部轻度浮肿；舌淡，苔薄，脉细无力。

治法：补肾益气，通淋排石。

代表方：济生肾气汤加减。

参考处方：熟地黄 15g、制附子 15g、茯苓 15g、泽泻 9g、麸炒山药 30g、车前子 15g、牡丹皮 12g、桂枝 9g、川牛膝 12g。

第二节　前列腺炎

前列腺炎是指由多种复杂原因引起的，以尿道刺激症状和慢性盆腔疼痛为主要临床表现的前列腺疾病。常见症状是尿频、尿急、尿痛，偶见尿道溢出少量乳白色液体，并伴有会阴、腰骶、小腹、腹股沟等部隐痛不适等。

辨证论治

1. 湿热蕴结

临床表现：尿频、尿急、尿痛，尿道灼热感，排尿末或大便时尿道偶有白浊，会阴、腰骶、睾丸、小腹坠胀疼痛；苔黄腻，脉滑数。

治法：清热利湿。

代表方：八正散或龙胆泻肝汤加减。

参考处方：车前子9g、瞿麦9g、萹蓄9g、滑石9g、栀子9g、大黄9g、龙胆6g、黄芩9g、泽泻9g、甘草6g。

2. 气滞血瘀

临床表现：病程较长，少腹、会阴、睾丸、腰骶部坠胀疼痛，尿不尽；舌暗或有瘀斑，苔白或薄黄，脉沉涩。

治法：活血祛瘀，行气止痛。

代表方：前列腺汤加减。

参考处方：丹参 10g、泽兰 10g、赤芍 10g、桃仁 10g、红花 10g、乳香 5g、没药 5g、王不留行 10g、青皮 6g、川楝子 6g、小茴香 3g、白芷 6g、败酱草 15g、蒲公英 15g。

3. 阴虚火旺

临床表现：排尿末或大便时尿道口有白色分泌物溢出，尿道不适，阳事易举，遗精或血精；腰膝酸软，头晕耳鸣，失眠多梦；舌红少苔，脉细数。

治法：滋阴降火。

代表方：知柏地黄汤加减。

参考处方：熟地黄 24g、山药 12g、泽泻 9g、牡丹皮 9g、茯苓 9g、盐知母 9g、盐黄柏 6g。

4. 肾阳虚损

临床表现：排尿淋沥，稍劳后尿道即有白色分泌物溢出；腰膝酸冷，阳痿，早泄，形寒肢冷；舌淡胖、边有齿痕，苔白，脉沉细。

治法：补肾助阳。

代表方：右归汤或济生肾气汤加减。

参考处方：熟地黄24g、麸炒山药12g、枸杞子12g、炒菟丝子12g、鹿角胶12g、杜仲12g、肉桂6g、当归9g、制附子6g、牡丹皮6g、茯苓6g、泽泻6g。

第三节　良性前列腺增生症

良性前列腺增生症是引起中老年男性排尿障碍最常见的一种良性疾病。其临床特点以尿频、尿急、夜尿次数增多、排尿分叉、进行性排尿困难为主，严重者可发生尿潴留或尿失禁，甚至出现肾功能受损。

1. 湿热下注

临床表现：小便频数黄赤，尿道灼热或涩痛，排尿不畅，甚或点滴不通，小腹胀满，或大便干燥、口苦口黏；舌暗红，苔黄腻，脉滑数或弦数。

治法：清热利湿，消癃通闭。

代表方：八正散加减。

参考处方：车前子 9g、瞿麦 9g、萹蓄 9g、滑石 9g、栀子 9g、炙甘草 9g、大黄 9g。

2. 脾肾气虚

临床表现：尿频，滴沥不畅，尿线细，甚或夜间遗尿或尿闭不通；神疲乏力，纳谷不香，面色无华，便溏脱肛；舌淡，苔白，脉细无力。

治法：补脾益气，温肾利尿。

代表方：补中益气汤加减。

参考处方：黄芪 18g、炙甘草 9g、人参 6g、当归 15g、陈皮 6g、升麻 6g、北柴胡 6g、白术 9g、菟丝子 9g、肉苁蓉 9g、补骨

外科

脂 9g、车前子 9g。

3. 气滞血瘀

临床表现：小便不畅，尿线变细或点滴而下，或尿道涩痛，闭塞不通，或小腹胀满隐痛，偶有血尿；舌质暗或有瘀点瘀斑，苔白或薄黄，脉弦或涩。

治法：行气活血，通窍利尿。

代表方：沉香散加减。

参考处方：沉香 6g、石韦 10g、滑石 15g、王不留行 15g、当归 10g、白芍 15g、甘草 5g、陈皮 10g。

4. 肾阴亏虚

临床表现：小便频数不爽，尿少热赤，或闭塞不通；头晕耳鸣，腰膝酸软，五心烦热，大便秘结；舌红少津，苔少或黄，脉细数。

治法：滋补肾阴，通窍利尿。

代表方：知柏地黄汤加减。

参考处方：熟地黄 24g、山药 12g、泽泻 9g、牡丹皮 9g、茯苓 9g、盐知母 9g、盐黄柏 6g。

5. 肾阳不足

临床表现：小便频数，夜间尤甚，尿线变细，余沥不尽，尿程缩短，或点滴不爽，甚则尿闭不通；精神萎靡，面色无华，畏寒肢冷；舌质淡润，苔薄白，脉沉细。

治法：温补肾阳，通窍利尿。

代表方：济生肾气汤加减。

参考处方：熟地黄 15g、制附子 15g、茯苓 15g、泽泻 9g、麸炒山药 30g、车前子 15g、牡丹皮 12g、桂枝 9g、川牛膝 12g。

第九章　皮肤疾病

第一节　带状疱疹

带状疱疹，是由水痘-带状疱疹病毒引起的急性炎症性皮肤病。其临床特点是皮肤上出现红斑、水疱或丘疱疹，累累如串珠，排列成带状，沿一侧周围神经分布区出现，局部刺痛。其多发于胸胁部，故又名缠腰火丹，亦称为火带疮、蛇丹、蜘蛛疮等。

辨证论治

1. 肝经郁热

临床表现：皮损鲜红，灼热刺痛，疱壁紧张；口苦咽干，心烦易怒，大便干燥，小便黄；舌质红，苔薄黄或黄厚，脉弦滑数。

治法：清泻肝火，解毒止痛。

代表方：龙胆泻肝汤加减。

参考处方：龙胆6g、黄芩9g、栀子9g、泽泻12g、川木通6g、车前子9g、当归15g、生地黄 9g、北柴胡 6g、甘草 6g。

2. 脾虚湿蕴

临床表现： 皮损色淡，疼痛不显，疱壁松弛；口不渴，食少腹胀，大便时溏；舌淡或正常，苔白或白腻，脉沉缓或滑。

治法： 健脾利湿，解毒止痛。

代表方： 除湿胃苓汤加减。

参考处方： 麸炒苍术 12g、姜厚朴 12g、陈皮 12g、猪苓 15g、泽泻 15g、茯苓 15g、麸炒白术 9g、滑石 20g、防风 12g、栀子 15g、甘草 6g。

3. 气滞血瘀

临床表现： 皮疹减轻或消退后局部疼痛不止，放射到附近部位，痛不可忍，坐卧不安，重者可持续数月或更长时间；舌暗，苔白，脉弦细。

治法： 理气活血，通络止痛。

代表方： 桃红四物汤加减。

参考处方： 赤芍 15g、当归 20g、生地黄 20g、川芎 15g、桃仁 12g、红花 6g。

第二节 日照性皮炎

日照性皮炎即日光性皮炎，又称日晒伤或晒斑，为正常皮肤经暴晒后产生的一种急性炎症反应，表现为红斑、水肿、水疱和色素沉着、脱屑。其临床特点是多发于春夏季节日晒数小时至十余小时后，在曝光部位出现境界清楚的红斑，鲜红色，严重者可出现水疱、糜烂；随后红斑颜色见变暗、脱屑，留有色素沉着或减退。自觉烧灼感或刺痛感，常影响睡眠。

辨证论治

1. 热毒侵袭

临床表现：多见于夏季，暴露部位皮肤日晒后弥漫性潮红、肿胀，或见红色丘疹集簇，甚者可发生水疱、大疱，局部有刺痛、灼热、瘙痒感，可伴有发热、头痛、口渴、大便干结、小便短赤等；舌质红或红绛，苔黄，脉数。

治法：清热凉血解毒。

代表方：清营汤加减。

参考处方：水牛角 30g、生地黄 15g、玄参 9g、淡竹叶 3g、丹参 6g、黄连 5g、金银花 9g、连翘 6g、知母 9g、牡丹皮 9g、赤芍 9g、苦参 6g、薏苡仁 9g。

2. 暑湿热毒

临床表现：日晒部位皮肤红肿，见红色丘疹、小水疱、糜烂、渗液，瘙痒较著，可伴身热不扬、头胀痛、胸闷、纳呆、小便短赤；舌质红，苔白腻或黄腻，脉滑数或濡数。

治法：清暑利湿解毒。

代表方：三石汤合清暑汤加减。

参考处方：滑石 9g、石膏 9g、竹茹 9g、扁豆花 9g、广藿香 6g、泽泻 9g、金银花 9g、连翘 6g、青蒿 6g、牡丹皮 6g、赤芍 6g。

第三节　湿疹

湿疹是由多种内外因素引起的瘙痒剧烈的一种皮肤炎症反应。其临床特点是皮损为多形性，以红斑、丘疹、丘疱疹为主，皮疹中央明显，逐渐向周围散开，境界不清，弥漫性，有渗出倾向，慢性者则有浸润肥厚。病程不规则，呈反复发作，瘙痒剧烈。

辨证论治

1. 湿热蕴肤

临床表现：发病快，病程短，皮损潮红，有丘疱疹，灼热瘙痒无休，抓破渗液；伴心烦口渴，身热不扬，大便干，小便短赤；舌红，苔薄白或黄，脉滑或数。

治法：清热利湿止痒。

代表方：龙胆泻肝汤合萆薢渗湿汤加减。

参考处方：龙胆 6g、黄芩 9g、泽泻 12g、绵萆薢 15g、薏苡仁 30g、茵陈 15g、白鲜皮 10g。

2. 脾虚湿蕴

临床表现：发病较缓，皮损潮红，有丘疹，瘙痒，抓后糜烂渗出，可见鳞屑；伴纳少，腹胀便溏，易疲乏；舌淡胖，苔白腻，脉濡缓。

治法：健脾利湿止痒。

代表方：除湿胃苓汤或参苓白术散加减。

参考处方：莲子9g、薏苡仁9g、砂仁6g、白扁豆12g、茯苓15g、人参15g、甘草10g、白术15g、山药15g、白鲜皮9g。

3. 血虚风燥

临床表现：病程久，反复发作，皮损色暗或色素沉着，或皮损粗糙肥厚，剧痒难忍，遇热或肥皂水洗后瘙痒加重；伴有口干不欲饮，纳差，腹胀；舌淡，苔白，脉弦细。

治法：养血润肤，祛风止痒。

代表方：当归饮子或四物消风饮加减。

参考处方：当归9g、白芍9g、川芎9g、生地黄9g、蒺藜9g、防风9g、荆芥9g、何首乌6g、黄芪6g、甘草3g。

第四节　荨麻疹

荨麻疹俗称风疹块，是由于皮肤、黏膜小血管扩张及渗透性增加而出现的一种局限性水肿反应，通常在 2 ~ 24 小时内消退，但反复发生新的皮疹。其临床特点是皮肤上出现风团，色红或白，形态各一，发无定处，骤起骤退，退后不留痕迹，自觉瘙痒。

辨证论治

1. 风寒束表

临床表现：风团色白，遇寒加重，得暖则减；恶寒，口不渴；舌淡红，苔薄白，脉浮紧。

治法：疏风散寒，解表止痒。

代表方：桂枝麻黄各半汤加减。

参考处方：麻黄 6g、桂枝 10g、白芍 6g、白术 6g、生姜 6g、大枣 10g、甘草 6g。

2. 风热犯表

临床表现：风团鲜红，灼热剧痒，遇热加重，得冷则减；伴有发热，恶寒，咽喉肿痛；舌质红，苔薄白或薄黄，脉浮数。

治法：疏风清热，解表止痒。

代表方：消风散加减。

参考处方：荆芥 12g、防风 12g、当归

15g、生地黄 15g、苦参 6g、麸炒苍术 6g、蝉蜕 6g、知母 6g、石膏 15g、金银花 15g、连翘 15g、甘草 6g。

3. 胃肠湿热

临床表现：风团片大色红，瘙痒剧烈；发疹同时伴脘腹疼痛，恶心呕吐，神疲纳呆，大便秘结或泄泻；舌质红，苔黄腻，脉弦滑数。

治法：疏风解表，通腑泄热。

代表方：防风通圣散加减。

参考处方：防风 6g、荆芥 3g、川芎 6g、麻黄 6g、大黄 6g、黄芩 12g、连翘 6g、栀子 3g、玄明粉 6g、石膏 12g、滑石 20g、当归 6g、白芍 6g、白术 3g、泽泻 9g、茯苓 10g、桔梗 12g、甘草 10g。

4. 血虚风燥

临床表现：反复发作，迁延日久，午后或夜间加剧；伴心烦易怒，口干，手足心热；舌红少津，脉沉细。

治法：养血祛风，润燥止痒。

代表方：当归饮子加减。

参考处方：当归 9g、白芍 9g、川芎 9g、熟地黄 9g、蒺藜 9g、防风 9g、荆芥 9g、何首乌 6g、黄芪 6g、甘草 3g。

第五节　神经性皮炎

神经性皮炎又称慢性单纯性苔藓，是以阵发性皮肤瘙痒和皮肤苔藓化为特征的慢性瘙痒性皮肤病。其临床特点为皮损多是圆形或多角形的扁平丘疹融合成片，搔抓后皮损肥厚，皮沟加深，皮嵴隆起，形成苔藓样变，呈阵发性瘙痒。

辨证论治

1. 肝郁化火

临床表现：皮疹色红；伴心烦易怒，失眠多梦，眩晕，心悸，口苦咽干；舌边尖红，脉弦数。

治法：疏肝理气，泻火止痒。

代表方：龙胆泻肝汤合丹栀逍遥散加减。

参考处方：龙胆 6g、黄芩 9g、栀子 9g、泽泻 12g、茯苓 9g、川木通 6g、车前子 9g、当归 6g、生地黄 9g、北柴胡 9g、蒺藜 9g、白鲜皮 9g、苦参 9g、甘草 6g。

2. 风湿蕴肤

临床表现：皮损呈暗红或淡褐色片状，粗糙肥厚，剧痒时作，夜间尤甚；舌淡红，苔薄白或白腻，脉濡缓。

治法：祛风除湿，清热止痒。

代表方：消风散加减。

参考处方：荆芥 12g、防风 12g、石膏 15g、知母 6g、苦参 6g、蝉蜕 6g、苍术 6g、当归 6g、生地黄 6g、甘草 3g。

3. 血虚风燥

临床表现：皮损色淡或灰白，状如枯木，肥厚粗糙似牛皮；心悸怔忡，失眠健忘，女子月经不调；舌淡，苔薄，脉沉细。

治法：养血润燥，息风止痒。

代表方：当归饮子加减。

参考处方：当归 9g、白芍 9g、何首乌 6g、熟地黄 9g、玉竹 12g、川芎 9g、蒺藜 9g、防风 9g、荆芥 9g、黄芪 6g、甘草 3g。

第六节 黄褐斑

黄褐斑是指由于皮肤黄褐色色素沉着而在面部呈现局限性褐色斑的皮肤病。其临床特点为黄褐或深褐色斑片，常分布于颧颊部，也可累及眶周、前额、上唇和鼻部，色斑对称分布，大小不定，形状不规则，边界清楚，无自觉症状，日晒后加重。

基层医师掌中宝

辨证论治

1. 肝郁气滞

临床表现：多见于女性，斑色深褐，弥漫分布；伴有烦躁不安，胸胁胀满，经前乳房胀痛，月经不调，口苦咽干；舌质红，苔薄，脉弦细。

治法：疏肝理气，活血消斑。

代表方：逍遥散加减。

参考处方：北柴胡 9g、当归 9g、茯苓 9g、白芍 9g、白术 9g、生姜 6g、薄荷 6g、甘草 5g。

2. 肝肾不足

临床表现：斑色褐黑，面色晦暗；伴有头晕耳鸣，腰膝酸软，失眠健忘，五心烦热；舌质红，少苔，脉细。

治法：补益肝肾，滋阴降火。

代表方：六味地黄丸加减。

参考处方：熟地黄24g、山药12g、泽泻9g、牡丹皮9g、茯苓9g。

3. 脾虚湿蕴证

临床表现：斑色灰褐，状如尘土附着；伴有疲乏无力，纳呆困倦，月经色淡，白带量多；舌质淡胖，边有齿痕，苔白腻，脉濡或细。

治法：健脾益气，祛湿消斑。

代表方：参苓白术散加减。

参考处方：党参15g、黄芪15g、茯苓15g、白术12g、砂仁6g、薏苡仁9g、白扁豆12g、莲子9g、山药15g、甘草10g。

4. 气滞血瘀

临床表现：斑色灰褐或黑褐；多伴有慢性肝病病史，或月经色暗有血块，或痛经；

舌质暗红有瘀斑，苔薄，脉涩。

治法：理气活血，化瘀消斑。

代表方：桃红四物汤加减。

参考处方：桃仁9g、红花6g、当归9g、生地黄9g、赤芍9g、川芎9g、甘草6g。

第七节　痤疮

痤疮是一种以颜面、胸、背等处见丘疹顶端如刺状，可挤出白色碎米样粉汁为主的毛囊、皮脂腺的慢性炎症。其临床特点是丘疹、脓疱等皮疹多发于颜面、前胸、后背等处，常伴有皮脂溢出。

辨证论治

1. 肺经风热

临床表现：丘疹色红，或有痒痛，或有脓疱；伴口渴喜饮，大便秘结，小便短赤；舌质红，苔薄黄，脉弦滑。

治法：疏风清肺。

代表方：枇杷清肺饮加减。

参考处方：枇杷叶12g、桑白皮12g、黄连6g、黄芩6g、赤芍6g、牡丹皮9g、栀子9g、甘草6g。

2. 肠胃湿热

临床表现：颜面、胸背部皮肤油腻，皮疹红肿疼痛，或有脓疱；伴口臭、便秘、溲黄；舌质红，苔黄腻，脉滑数。

治法：清热除湿解毒。

代表方：茵陈蒿汤加减。

参考处方：茵陈18g、栀子12g、大黄6g、黄芩6g、黄柏6g、甘草6g。

3. 痰湿瘀滞

临床表现：皮疹颜色暗红，以结节、脓肿、囊肿、疤痕为主，或见窦道，经久难愈；伴纳呆腹胀；舌质暗红，苔黄腻，脉弦滑。

治法：除湿化痰，活血散结。

代表方：二陈汤合桃红四物汤加减。

参考处方：陈皮15g、姜半夏15g、茯苓9g、甘草6g、桃仁9g、红花6g、赤芍9g、当归9g、生地黄12g、川芎6g。

第八节　脂溢性皮炎

脂溢性皮炎又称脂溢性湿疹，是发生在皮脂腺丰富部位的一种慢性丘疹鳞屑性炎症性皮肤病。其临床特点以毛囊口棘状隆起、糠状鳞屑为特征，一般无自觉症状，或有轻度瘙痒。

辨证论治

1. 湿热蕴结

临床表现：皮损为潮红斑片，有油腻性痂屑，甚至糜烂、渗出；伴口苦口黏，脘腹痞满，小便短赤，大便臭秽；舌质红，苔黄腻，脉滑数。

治法：清热利湿，健脾和胃。

代表方：龙胆泻肝汤加减。

参考处方：龙胆6g、黄芩9g、栀子9g、北柴胡6g、茯苓9g、泽泻12g、车前子9g、当归3g、生地黄9g、甘草6g。

2. 风热血燥

临床表现：多发于头面部，为淡红色斑片，干燥、脱屑、瘙痒，受风加重，或头皮瘙痒，头屑多，毛发干枯脱落；伴口干口渴，大便干燥；舌质偏红，苔薄白或黄，脉细数。

治法：祛风清热，养血润燥。

代表方：消风散合当归饮子加减。

参考处方：荆芥 9g、防风 9g、川芎 9g、蒺藜 9g、石膏 6g、知母 6g、苦参 6g、蝉蜕 6g、当归 9g、白芍 9g、何首乌 6g、熟地黄 9g、甘草 3g。

第九节　斑秃

斑秃，俗称"鬼剃头"，是一种头发突然发生斑块状脱落的慢性皮肤病。其临床特点是突然发生斑片状非瘢痕性脱发，脱发区皮肤变薄，边界清楚，多无自觉症状。

辨证论治

1. 血热风燥

临床表现：突然脱发成片，偶有头皮瘙痒，或伴头部烘热；心烦易怒，急躁不安；

舌质红，苔薄，脉弦。

治法：凉血息风，养阴护发。

代表方：四物汤合六味地黄汤加减。

参考处方：生地黄 12g、当归 9g、白芍 9g、川芎 6g、山药 12g、泽泻 9g、牡丹皮 9g、茯苓 9g。

2. **气滞血瘀**

临床表现：病程较长，头发脱落前先有头痛或胸胁疼痛等症；伴夜多噩梦，烦热难眠；舌质暗红，有瘀点、瘀斑，苔薄，脉沉细。

治法：通窍活血，祛瘀生发。

代表方：通窍活血汤加减。

参考处方：当归 18g、赤芍 12g、桃仁 9g、红花 9g、川芎 12g、香附 9g。

3. **气血两虚**

临床表现：多在病后或产后头发呈斑块状脱落，并呈渐进性加重，范围由小而大，毛发稀疏枯槁，触摸易脱；伴唇白，心悸，气短懒言，倦怠乏力；舌质淡，舌苔薄白，脉细弱。

治法：益气补血，养血生发。

代表方：八珍汤加减。

参考处方：当归 15g、川芎 15g、熟地黄 15g、白芍 15g、党参 15g、白术 15g、茯苓 15g、甘草 15g。

4. 肝肾不足

临床表现：病程日久，平素头发焦黄或花白，发病时呈大片均匀脱落，甚或全身毛发脱落；伴头昏，耳鸣，目眩，腰膝酸软；舌质淡，苔薄，脉细。

治法：滋补肝肾，养阴生发。

代表方：七宝美髯汤加减。

参考处方：杜仲 9g、桑寄生 9g、牛膝 6g、补骨脂 6g、茯苓 12g、菟丝子 6g、当归 6g、枸杞子 6g。

妇产科 ◀◀◀

第一章　产褥期疾病

第一节　产褥感染

产褥感染指分娩及产褥期生殖道受病原体侵袭，引起局部或全身感染，但也可由生殖道以外感染如急性乳腺炎、上呼吸道感染、泌尿系统感染所致。

辨证论治

1. 外感

（1）外感风寒

临床表现：产后恶寒发热，头痛身疼，鼻塞流涕，咳嗽，无汗；舌淡，苔薄白，脉浮紧。

治法：养血祛风，散寒解表。

代表方：荆防四物汤加减。

参考处方：荆芥 12g、防风 12g、川芎 15g、当归 12g、白芍 9g、生地黄 15g。

（2）外感风热

临床表现： 产后发热，微汗或汗出恶风，头痛，咳嗽或有黄痰，咽痛口干、口渴，恶露正常，无下腹痛；舌红，苔薄黄，脉浮数。

治法： 辛凉解表，疏风清热。

代表方： 银翘散加减。

参考处方： 连翘 30g、金银花 30g、桔梗 18g、薄荷 18g、淡竹叶 12g、甘草 15g、淡豆豉 15g、牛蒡子 18g。

2. 血虚

临床表现： 产时、产后失血过多，身有微热，头晕眼花，心悸少寐，恶露或多或少，色淡质稀，小腹绵绵作痛，喜按；舌淡红，苔薄白，脉细弱。

治法： 养血益气，和营退热。

代表方： 八珍汤加减。

参考处方： 当归 15g、川芎 15g、白芍 15g、熟地黄 15g、人参 15g、白术 15g、茯苓 15g、炙甘草 15g。

3. 感染邪毒

临床表现： 产后发热恶寒，或高热寒战，小腹疼痛拒按，恶露初时量多，继则量少，色紫黯，或如败脓，其气臭秽，心烦口渴，小便短赤，大便燥结；舌红，苔黄而干，脉数有力。

治法：清热解毒，凉血化瘀。

代表方：解毒活血汤加减。

参考处方：连翘 6g、葛根 6g、北柴胡 9g、当归 6g、生地黄 15g、赤芍 9g、桃仁 24g、红花 15g、枳壳 3g、甘草 6g。

第二节 晚期产后出血

分娩 24 小时后，在产褥期内发生的子宫大量出血，称晚期产后出血。

辨证论治

1. 气虚证

临床表现：产后恶露过期不止，量多，色淡红，质稀，无臭味；面色白，精神倦怠，四肢无力，气短懒言，小腹空坠；舌淡，苔薄白，脉缓弱。

治法：益气摄血固冲。

代表方：补中益气汤加阿胶、艾叶炭、海螵蛸。

参考处方：人参6g、黄芪18g、炙甘草9g、当归3g、陈皮6g、升麻6g、北柴胡6g、白术9g、阿胶6g、艾叶炭6g、海螵蛸10g。

2. **血热证**

临床表现：产后恶露过期不止，量较多，色鲜红，质黏稠；口燥咽干，面色潮红；舌红苔少，脉细数无力。

治法：养阴清热，凉血止血。

代表方：保阴煎加减。

参考处方：生地黄12g、熟地黄12g、白芍12g、山药9g、续断9g、黄芩9g、黄柏9g、甘草6g。

3. **血瘀证**

临床表现：产后恶露过期不止，淋漓量少，或突然量多，色暗有块，或伴小腹疼痛拒按，块下痛减；舌紫暗，或有瘀点，苔薄，脉弦涩。

治法：活血化瘀，理血归经。

代表方：生化汤加减。

参考处方：当归 24g、川芎 9g、桃仁 6g、炮姜 3g、甘草 2g。

4. 感染邪毒

临床表现：产后发热恶寒，或高热寒战，小腹疼痛拒按，恶露初时量多，继则量少，色紫黯，或如败脓，其气臭秽；心烦口渴，小便短赤，大便燥结；舌红，苔黄而干，脉数有力。

治法：清热解毒，凉血化瘀。

代表方：解毒活血汤加减。

参考处方：连翘 6g、葛根 6g、北柴胡 9g、当归 6g、生地黄 15g、赤芍 9g、桃仁 24g、红花 15g、枳壳 3g、甘草 6g。

第三节 产褥期抑郁症

产褥期抑郁症是产褥期精神障碍的一种常见类型，主要表现为产褥期持续和严重的情绪低落以及一系列症候，如动力减低、失眠、悲观，甚至影响对新生儿的照料能力。

1. 心血不足

临床表现：产后精神抑郁，沉默寡言，情绪低落，悲伤欲哭，心神不宁，失眠多梦，健忘心悸，恶露量多；神疲乏力，面色苍白或萎黄；舌质淡，苔薄白，脉细弱。

治法：养血滋阴，补心安神。

代表方：天王补心丹加减。

参考处方：人参 6g、玄参 6g、当归 9g、天冬 9g、麦冬 9g、丹参 15g、茯苓 15g、五味子 9g、远志 15g、桔梗 12g、炒酸枣仁 9g、生地黄 12g、柏子仁 9g。

2. 肝气郁结

临床表现：产后心情抑郁，或心烦易怒，心神不安，夜不入寐，或噩梦纷纭，惊恐易醒；恶露量或多或少，色紫暗，有血块；胸胁、乳房胀痛，善太息；舌淡红，苔薄，脉弦或弦细。

治法：疏肝解郁，镇静安神。

代表方：逍遥散加减。

参考处方：北柴胡 9g、当归 9g、白芍 9g、白术 9g、茯苓 9g、甘草 6g、薄荷 9g、炮姜 9g。

第四节　产后乳汁异常

（一）缺乳

哺乳期内，产妇乳汁甚少或无乳可下，称为"缺乳"，又称"乳汁不足""乳汁不行"。

辨证论治

1. 气血虚弱

临床表现：产后乳少，甚或全无，乳汁清稀，乳房柔软，无胀感；面色少华，倦怠乏力，神疲食少；舌质淡，苔薄白，脉细弱。

治法：补气养血，佐以通乳。

代表方：通乳丹加减。

参考处方：人参 15g、黄芪 30g、当归 30g、麦冬 15g、桔梗 9g。

2. 肝郁气滞

临床表现： 产后乳少，甚或全无，乳汁浓稠，乳房胀硬、疼痛；胸胁胀满，情志抑郁，食欲不振；舌质正常，苔薄黄，脉弦或弦数。

治法： 疏肝解郁，通络下乳。

代表方： 下乳涌泉散。

参考处方： 当归、川芎、天花粉、白芍、生地黄、北柴胡、王不留行各 15g，青皮、漏芦、桔梗、白芷、通草、甘草各 9g。

（二）乳汁自出

哺乳期内，产妇乳汁不经婴儿吸吮而自然流出者，称"乳汁自出"，亦称"漏乳"。若乳母身体健壮，气血旺盛，乳汁充沛，乳房饱满，由满而溢，或断乳之时乳汁难断而自出者，均不属病态。

辨证论治

1. 气虚失摄

临床表现： 产后乳汁自出，量少，质清稀，乳房柔软无胀感；面色少华，神疲乏力；舌质淡，苔薄白，脉细弱。

治法：补气养血，佐以固摄。

代表方：补中益气汤加减。

参考处方：人参6g、黄芪18g、炙甘草9g、当归15g、陈皮6g、升麻6g、北柴胡6g、白术9g。

2. **肝经郁热**

临床表现：产后乳汁自出，量多，质稠，乳房胀痛；胸胁胀满，情志抑郁或烦躁易怒，口苦咽干，便秘尿黄；舌质红，苔薄黄，脉弦数。

治法：疏肝解郁，清热敛乳。

代表方：丹栀逍遥散加减。

参考处方：牡丹皮10g、栀子10g、北柴胡10g、当归10g、白芍10g、茯苓10g、麸炒白术10g、甘草6g、薄荷3g。

第五节　产后排尿困难

产后排尿困难包括产后尿潴留及小便频数与失禁。产后膀胱充盈而不能自行排尿或排尿困难者称为产后尿潴留；产后排尿失去控制，不能自主排出者称为尿失禁。

（一）产后尿潴留

1. 肺脾气虚

临床表现：产后小便不通，小腹坠胀疼痛，倦怠乏力，气短懒言，面色㿠白；舌淡，苔薄白，脉濡弱。

治法：益气生津，宣肺利水。

代表方：补气通脬饮加减。

参考处方：黄芪 60g、麦冬 12g、桔梗 12g、金银花 15g、萹蓄 12g、通草 6g、蒲公英 18g、瞿麦 12g、甘草 6g。

2. 肾阳亏虚

临床表现：产后小便不通，小腹胀急疼痛，腰膝酸软，面色晦暗；舌淡，脉沉细迟弱。

治法：补肾温阳，化气利水。

代表方：济生肾气丸加减。

参考处方：熟地黄 24g、车前子 9g、山药 12g、茯苓 12g、酒萸肉 15g、丹皮 12g、泽泻 12g、制附子 12g、桂枝 9g、怀牛膝 12g。

3. 血瘀

临床表现：产后小便不通，小腹胀满刺痛，乍寒乍热；舌紫暗，苔薄白，脉沉涩。

治法：养血活血，祛瘀利尿。

代表方：桃红四物汤加减。

参考处方：白芍 9g、当归 9g、桃仁 9g、红花 6g、川芎 9g、熟地黄 12g、瞿麦 9g、牛膝 9g、滑石 9g、通草 9g、木香 6g。

（二）产后小便频数与失禁

1. 肺脾气虚

临床表现：产后小便频数或失禁，气短懒言，倦怠乏力，小腹下坠，面色不华；舌淡，苔薄白，脉缓弱。

治法：益气固摄。

代表方：黄芪当归散加减。

参考处方：人参 9g、白术 9g、黄芪

18g、当归 15g、白芍 9g、甘草 6g。

2. 肾气亏虚

临床表现：产后小便频数或失禁，夜尿频多，头晕耳鸣，腰膝酸软，面色晦暗；舌淡，苔白滑，脉沉细无力，两尺尤弱。

治法：温阳化气，补肾固脬。

代表方：肾气丸加减。

参考处方：制附子 6g、桂枝 6g、熟地黄 24g、山萸肉 12g、山药 12g、茯苓 9g、牡丹皮 9g、泽泻 9g。

第二章　女性生殖系统炎症

第一节　外阴及阴道炎症

外阴及阴道炎症是指病原体侵袭外阴或（和）阴道，导致阴道黏膜产生炎症，白带出现量、色、质的异常，并伴有瘙痒临床表现。

辨证论治

1. 湿热下注

临床表现：阴部瘙痒灼痛，带下量多，色黄如脓，稠黏臭秽，头晕目眩，口苦咽干，心烦不宁，便秘溲赤；舌红，苔黄腻，脉弦滑而数。

治法：泻肝清热，除湿止痒。

代表方：龙胆泻肝汤加减。

参考处方：龙胆6g、黄芩9g、栀子9g、泽泻9g、车前子6g、当归3g、生地黄6g、北柴胡6g、甘草6g、通草6g。

2. 湿虫滋生

临床表现： 阴部瘙痒，如虫行状，甚则奇痒难忍，灼热疼痛，带下量多，色黄，呈泡沫状，或色白如豆渣状，臭秽；心烦少寐，胸闷呃逆，口苦咽干，小便短赤；舌红，苔黄腻，脉滑数。

治法： 清热利湿，解毒杀虫。

代表方： 萆薢渗湿汤加减。

参考处方： 绵萆薢 15g、薏苡仁 15g、黄柏 9g、茯苓 9g、牡丹皮 9g、泽泻 9g、通草 3g、滑石 15g。

第二节 子宫颈炎

子宫颈炎症是妇科常见疾病之一，包括子宫颈阴道部炎症及子宫颈管黏膜炎症。临床多见的子宫颈炎是急性子宫颈管黏膜炎，若急性子宫颈炎未经及时诊治或病原体持续存在，可导致慢性子宫颈炎症。

1. 热毒蕴结

临床表现：带下量多，色黄或黄绿如脓，质稠，或夹血色，或浑浊如米泔，臭秽，小腹胀痛，腰骶酸楚，小便黄赤，或有阴部灼痛、瘙痒；舌红，苔黄，脉滑数。

治法：清热解毒，燥湿止带。

代表方：止带方合五味消毒饮加减。

参考处方：猪苓 15g、茯苓 15g、车前子 10g、泽泻 10g、茵陈 10g、赤芍 9g、牡丹皮 9g、黄柏 15g、栀子 15g、牛膝 3g、金银花 20g、野菊花 15g、蒲公英 15g、紫花地丁 15g、天葵子 15g。

2. 湿热下注

临床表现：带下量多，色黄或黄白相兼，质稠有臭味，少腹胀痛，胸胁胀痛，心烦易怒，口干口苦但不欲饮；舌红，苔黄腻，脉滑数。

治法：疏肝清热，利湿止带。

代表方：龙胆泻肝汤加减。

参考处方：龙胆 6g、黄芩 9g、栀子 9g、泽泻 12g、车前子 9g、当归 3g、生地黄 9g、北柴胡 6g、甘草 6g。

3. 脾虚湿盛

临床表现：带下量多，色白或淡黄，质稀或如涕如唾，无臭味，面色萎黄，精神倦怠，小腹坠胀，纳差便溏；舌淡胖有齿痕，苔薄白或腻，脉缓弱。

治法：健脾益气，升阳除湿。

代表方：完带汤加减。

参考处方：白术 30g、山药 30g、人参 6g、白芍 15g、车前子 9g、苍术 9g、甘草 3g、陈皮 12g、北柴胡 9g。

4. 肾阳虚损

临床表现：带下量多，色白质稀，清冷如水，淋漓不止，面色晦暗，腰脊酸楚，形寒肢冷，大便稀薄或五更泄泻，尿频清长，或夜尿增多；舌质淡，苔薄白或润，脉沉迟。

治法：温肾助阳，涩精止带。

代表方：内补丸加减。

参考处方：天麻 6g、制附子 6g、巴戟天 6g、补骨脂 6g、石斛 15g、绵萆薢 9g、肉苁蓉 9g、蒺藜 12g、独活 12g、没药 6g、肉桂 6g。

第三节　盆腔炎性疾病

盆腔炎性疾病指女性内生殖器官及其周围结缔组织、盆腔腹膜发生的炎症。最常见的是输卵管炎及输卵管卵巢炎。

辨证论治

1. 热毒炽盛

临床表现：下腹胀痛或灼痛剧烈，高热，或壮热不退，恶寒或寒战，带下量多，色黄或赤白杂下，味臭秽；口苦烦渴，精神不振，或月经量多或崩中下血，大便秘结，小便短赤；舌红，苔黄厚或黄燥，脉滑数或洪数。

治法：清热解毒，凉血消痈。

代表方：五味消毒饮合大黄牡丹汤加减。

参考处方：金银花 30g、野菊花 12g、蒲公英 12g、紫花地丁 12g、天葵子 12g、大黄 12g、牡丹皮 3g、桃仁 9g、冬瓜子 30g、玄明粉 6g。

2. 湿热蕴结

临床表现：下腹胀痛，或伴腰骶部胀痛，发热，热势起伏或寒热往来，带下量多，色黄味臭；或经期延长或淋漓不止，口腻纳呆，小便黄，大便溏或燥结；舌红，苔黄厚，脉滑数。

治法：清热利湿，活血止痛。

代表方：仙方活命饮加减。

参考处方：白芷 6g、浙贝母 6g、防风6g、赤芍 6g、当归尾 6g、甘草 6g、皂角刺6g、炙鳖甲 12g、天花粉 6g、乳香 6g、没药6g、金银花 9g、陈皮 9g、薏苡仁 18g、冬瓜仁 18g。

3. 气滞血瘀

临床表现：少腹部胀痛或刺痛，经行腰腹疼痛加重，经血量多有块，瘀块排出则痛减，带下量多，婚久不孕，经前情志抑郁，乳房胀痛；舌体紫黯，有瘀斑，苔薄，脉弦滑。

治法：活血化瘀，理气止痛。

代表方：膈下逐瘀汤或逍遥舒坤汤加减。

参考处方：柴胡 12g、赤芍 12g、白芍 12g、当归 12g、茯苓 12g、炒白术 12g、制香附 12g、枳壳 12g、王不留行 12g、络络通 12g、皂角刺 15g、红花 30g、败酱草 15g、炒小茴香 6g。

子宫内膜异位症简称内异症，是指具有生长功能的子宫内膜组织出现在子宫腔被覆内膜及宫体肌层以外的其他部位所引起的一种疾病。卵巢型子宫内膜异位症形成囊肿者，称为卵巢子宫内膜异位囊肿（俗称"巧克力囊肿"）。

子宫腺肌病是指子宫内膜腺体及间质侵入子宫肌层中，伴随周围肌层细胞的代偿性肥大和增生，形成弥漫病变或局限性病变的一种良性疾病，既往曾称为内在型子宫内膜异位症。少数子宫内膜在子宫肌层中呈局限性生长，形成结节或团块，称为子宫腺肌瘤。

辨证论治

1. 气滞血瘀

临床表现：经前或经期小腹胀痛或刺

痛，拒按，甚或前后阴坠胀欲便，经行量或多或少，或行经时间延长，色暗有血块，块下而痛稍减，盆腔有包块或结节；经前心烦易怒，胸胁、乳房胀痛，口干便结；舌紫暗或有瘀斑、瘀点，苔薄白，脉弦涩。

治法：理气活血，化瘀止痛。

代表方：膈下逐瘀汤加减。

参考处方：五灵脂 6g、当归 9g、川芎 6g、桃仁 9g、牡丹皮 6g、赤芍 6g、乌药 6g、延胡索 3g、甘草 9g、香附 6g、红花 9g、枳壳 6g。

2. 寒凝血瘀

临床表现：经前或经期小腹冷痛或绞痛，拒按，得热痛减，经行量少，色紫暗有块，或经血淋漓不净，或见月经延后，盆腔有包块或结节；形寒肢冷，或大便不实；舌淡胖而紫暗，有瘀斑、瘀点，苔白，脉沉迟而涩。

治法：温经散寒，化瘀止痛。

代表方：少腹逐瘀汤加减。

参考处方：肉桂 6g、小茴香 3g、干姜 6g、当归 18g、川芎 12g、赤芍 12g、蒲黄

9g、五灵脂 6g、没药 6g、延胡索 3g。

3. 湿热瘀阻

临床表现： 经前或经期小腹灼热疼痛，拒按，得热痛增，月经量多，色红质稠，有血块或经血淋漓不净，盆腔有包块或结节，带下量多，色黄质黏，味臭；身热口渴，头身肢体沉重刺痛，或伴腰部胀痛，小便不利，便溏不爽；舌质紫红，苔黄而腻，脉滑数或涩。

治法： 清热除湿，化瘀止痛。

代表方： 清热调血汤加减。

参考处方： 当归 9g、川芎 9g、白芍 9g、生地黄 9g、黄连 9g、香附 9g、桃仁 9g、红花 9g、延胡索 9g、牡丹皮 9g、莪术 9g、甘草 6g。

4. 气虚血瘀

临床表现： 经行腹痛，量或多或少，色淡、质稀、夹血块，肛门坠胀不适，面色无华，神疲乏力，纳差便溏，或见盆腔结节包块；舌淡胖，边尖有瘀点，苔白或白腻，脉细或细涩。

治法：活血益气，通脉消症。

代表方：桂枝茯苓丸加减。

参考处方：桂枝 15g、茯苓 15g、丹皮 15g、赤芍 15g、桃仁 15g、生黄芪 30g、血竭 3g、重楼 12g、没药 6g、花粉 15g、陈皮 9g、土元 9g、皂角刺 15g、炙鳖甲 18g、五灵脂 9g、生牡蛎 30g、炙甘草 6g。

第四章　女性生殖器官肿瘤

第一节　子宫肌瘤

子宫肌瘤是女性生殖器最常见的良性肿瘤，临床表现与肌瘤的类型、大小和有无变性相关，最常见的症状是月经改变。

辨证论治

1. 气滞血瘀

临床表现： 小腹包块坚硬，胀痛拒按，月经量多，经行不畅，色紫暗有块，经前乳房胀痛，胸胁胀闷，小腹胀痛或有刺痛；舌边有瘀点或瘀斑，苔薄白，脉弦涩。

治法： 行气活血，化瘀消症。

代表方： 膈下逐瘀汤或大黄䗪虫丸加减。

参考处方： 五灵脂 6g、当归 9g、川芎 6g、桃仁 9g、牡丹皮 6g、赤芍 6g、乌药 6g、延胡索 3g、甘草 9g、香附 6g、红花 9g、枳壳 6g。

2. 痰湿瘀阻

临床表现：小腹有包块、胀满，月经后期，量少不畅，或量多有块，经质稠黏，带下量多，色白质黏稠，脘痞多痰，形体肥胖，嗜睡肢倦；舌胖紫暗，苔白腻，脉沉滑。

治法：化痰除湿，活血消症。

代表方：开郁二陈汤合桂枝茯苓丸加减。

参考处方：陈皮9g、茯苓9g、苍术9g、川芎9g、香附9g、清半夏9g、青皮9g、甘草6g、木香9g。

3. 气虚血瘀

临床表现：小腹包块，小腹空坠，月经量多，经期延长，色淡有块，神疲乏力，气短懒言，纳少便溏，面色无华；舌淡暗，边尖有瘀点或瘀斑，脉细涩。

治法：益气养血，消症散结。

代表方：理冲汤加减。

参考处方：黄芪9g、党参6g、白术6g、山药15g、天花粉12g、知母12g、三棱9g、莪术 9g、鸡内金 9g。

4. 肾虚血瘀

临床表现：小腹有包块，月经量多或少，色紫暗，有血块，腰酸膝软，头晕耳鸣，夜尿频多；舌淡暗，舌边有瘀点或瘀斑，脉沉涩。

治法：补肾活血，消癥散结。

代表方：金匮肾气丸合桂枝茯苓丸加减。

参考处方：淡附片 6g、桂枝 9g、熟地黄 24g、山药 12g、茯苓 9g、牡丹皮 9g、泽泻 9g、赤芍 6g。

5. 湿热瘀阻

临床表现：小腹包块，疼痛拒按，经行量多，经期延长，色红有块，质黏稠，带下量多，色黄秽臭，腰骶酸痛，溲黄便结；舌暗红，边有瘀点、瘀斑，苔黄腻，脉滑数。

治法：清热利湿，活血消癥。

代表方：大黄牡丹汤加减。

参考处方：大黄 12g、牡丹皮 12g、桃仁 9g、冬瓜子 30g、玄明粉 6g。

第二节 子宫内膜癌

子宫内膜癌是发生于子宫内膜的一组上皮性恶性肿瘤，以来源于子宫内膜腺体的腺癌最常见。中医对子宫内膜癌患者的术后放化疗及保守治疗具有扶正祛邪功效。

辨证论治

1. 气滞血瘀

临床表现：下腹包块质硬，下腹或胀或痛，经期延长，或经量多，经色暗、夹血块，经行小腹疼痛；精神抑郁，善太息，胸胁胀闷，乳房胀痛，面色晦暗，肌肤不润；舌质暗，边见瘀点或瘀斑，苔薄白，脉弦涩。

治法：行气活血，化瘀消症。

代表方：香棱丸加减。

参考处方：木香 15g、丁香 15g、三棱 15g、枳壳 12g、青皮 12g、川楝子 9g、小茴香 12g、莪术 15g。

2. 寒凝血瘀

临床表现：下腹包块质硬，小腹冷痛，喜温，月经后期，量少，经行腹痛，色暗淡，有血块；面色晦暗，形寒肢冷，手足不温；舌质淡暗，边见瘀点或瘀斑，苔白，脉弦紧。

治法：温经散寒，祛瘀消症。

代表方：少腹逐瘀汤加减。

参考处方：肉桂 6g、小茴香 3g、干姜 9g、当归 18g、川芎 12g、赤芍 12g、蒲黄 9g、五灵脂 6g、没药 9g、延胡索 12g。

3. 痰湿瘀结

临床表现：下腹包块按之不坚，小腹或胀或满，月经后期或闭经，经质黏稠、夹血块；体形肥胖，胸脘痞闷，肢体困倦，带下量多，色白质黏稠；舌暗淡，边见瘀点或瘀斑，苔白腻，脉弦滑或沉滑。

治法：化痰除湿，活血消症

代表方：苍附导痰丸合桂枝茯苓丸

加减。

参考处方：苍术 12g、香附 12g、枳壳 12g、陈皮 9g、茯苓 9g、甘草 6g、桂枝 9g、牡丹皮 12g、赤芍 12g。

第五章　生殖内分泌疾病

第一节　异常子宫出血

异常子宫出血是妇科常见的症状和体征，指与正常月经的周期频率、规律性、经期长度、经期出血量中的任何一项不符且源自子宫腔的异常出血。仅限定于生育期非妊娠妇女，不包括妊娠期、产褥期、青春期前和绝经后出血。

（一）排卵性异常子宫出血

辨证论治

1. 虚证

（1）脾气虚

临床表现： 月经提前，或先后不定，或经期延长，或有经间期出血，量多，色淡质稀，神疲肢倦，气短懒言，小腹空坠，纳少便溏；舌淡红，苔薄白，脉缓弱。

治法：补脾益气，固冲调经。

代表方：补中益气汤加减。

参考处方：人参6g、黄芪18g、甘草9g、当归3g、陈皮6g、升麻6g、北柴胡6g、白术9g。

（2）肾气虚

临床表现：月经提前或错后，或先后不定，量少，色淡黯，质清稀，腰膝酸软，头晕耳鸣，小便频数，面色晦黯或有黯斑；舌淡黯，苔薄白，脉沉细。

治法：补肾益气，养血调经。

代表方：大补元煎加减。

参考处方：人参15—20g、山药30g、熟地黄30g、杜仲6g、当归15—30g、枸杞子15g、甘草6g。

（3）阴虚

临床表现：月经提前，或经期延后，或有经间期出血，量少，色鲜红，质稠，潮热盗汗，手足心热，咽干口燥；舌红，苔少，脉细数。

治法：养阴清热，凉血调经。

代表方：两地汤加减。

参考处方：生地黄 15—30g、玄参 15—30g、地骨皮 9g、麦冬 15g、阿胶 9g、白芍 15g。

（4）血虚

临床表现：经期错后，量少，色淡质稀，头晕眼花，心悸失眠，皮肤不润，面色苍白或萎黄；舌淡，苔薄，脉细无力。

治法：补血益气调经。

代表方：人参养荣汤加减。

参考处方：白芍 18g、当归 6g、陈皮 6g、黄芪 15g、肉桂 6g、人参 6g、白术 6g、甘草 6g、熟地黄 15g、五味子 6g、远志 12g。

2. 实证

（1）肝郁

临床表现：经期错后，或先后无定期，量或多或少，经色黯红，或有血块，胸胁、乳房、少腹胀痛，精神抑郁，胸闷不舒，嗳气食少；舌质正常，苔薄，脉弦。

治法：疏肝理气，活血调经。

代表方：逍遥散加减。

参考处方：北柴胡 9g、当归 9g、白芍 9g、白术 9g、茯苓 9g、甘草 6g。

（2）**血瘀**

临床表现：经行延长，量或多或少，或有经间期出血，色紫黯，质稠有血块，少腹刺痛拒按，块下痛减；舌紫黯，或有瘀点、瘀斑，脉涩有力。

治法：活血祛瘀止血。

代表方：桃红四物汤合失笑散加减。

参考处方：白芍9g、当归9g、桃仁9g、红花6g、川芎9g、熟地黄12g、五灵脂6g、蒲黄6g。

（3）**血寒**

临床表现：经期错后，量少，经色紫黯有块，少腹冷痛，得热痛减，畏寒肢冷；舌黯苔白，脉沉紧或沉迟。

治法：温经散寒，活血调经。

代表方：温经汤加减。

参考处方：吴茱萸9g、麦冬9g、当归6g、川芎6g、生姜6g、姜半夏6g、牡丹皮6g、桂枝6g、白芍6g、人参6g、阿胶6g、甘草6g。

（4）**血热**

临床表现：经期提前，量多，色紫红，质稠，心胸烦闷，可喜冷饮，小便短赤，大便燥结，面红赤；舌红，苔黄，脉滑数。

治法：清热凉血调经。

代表方：清经散加减。

参考处方：牡丹皮 9g、地骨皮 15g、白芍 9g、熟地黄 6g、青蒿 6g、盐黄柏 9g、茯苓 9g。

（5）**湿热**

临床表现：经间期出血，色深红，质稠，平时带下量多，色黄，小腹时痛，心烦口渴，口苦咽干；舌红，苔黄腻，脉滑数。

治法：清热除湿，凉血止血。

代表方：清肝止淋汤加减。

参考处方：白芍 30g、当归 30g、生地黄 15g、阿胶 9g、牡丹皮 9g、黄柏 6g、牛膝 6g、大枣 10 枚、香附 3g。

（6）**痰湿**

临床表现：经期错后，量少，色淡，质稠，头晕体胖，心悸气短，脘闷恶心，带下量多；舌淡胖，苔白腻，脉滑。

治法：燥湿化痰，活血调经。

代表方：苍附导痰丸加减。

参考处方：苍术 12g、香附 12g、枳壳 12g、陈皮 9g、茯苓 9g、甘草 9g。

（二）无排卵性异常子宫出血

采用"急则治其标，缓则治其本"的原则，灵活运用塞流（止血）、澄源（求因治本）、复旧（调理善后）三法。

1. 肾虚

（1）肾阴虚

临床表现：经血非时而下，阴道流血量少或多，淋漓不断，血色鲜红，质稠，头晕耳鸣，腰酸膝软，手足心热，颧赤唇红；舌红，苔少，脉细数。

治法：滋肾养阴，固冲止血。

代表方：左归丸加减。

参考处方：熟地黄 24g、山药 12g、枸杞子 12g、菟丝子 12g、鹿角胶 6—12g、龟甲胶 6—12g。

（2）肾阳虚

临床表现：经血非时而下，阴道流血量多，淋漓不尽，色淡质稀，腰痛如折，畏寒肢冷，小便清长，大便溏薄，面色晦黯；舌淡黯，苔薄白，脉沉弱。

治法：温肾助阳，固冲止血。

代表方：大补元煎加减。

参考处方：人参15g、山药20g、熟地黄30g、杜仲6g、当归20g、枸杞子15g、甘草6g。

2. 脾虚

临床表现：经血非时而下，阴道流血量多如崩，或淋漓不止，色淡质稀，神疲体倦，气短懒言，不思饮食，四肢不温，或面浮肢肿，面色淡黄；舌淡胖，苔薄白，脉缓弱。

治法：益气健脾，固冲止血。

代表方：固冲汤加减。

参考处方：白术30g、黄芪18g、煅龙骨24g、煅牡蛎24g、白芍12g、海螵蛸12g、茜草9g、棕榈炭6g、五倍子3g。

3. 血热

临床表现：经血非时二下，阴道流血量多如崩，或淋漓不净，血色深红，质稠，心烦面赤；舌红，苔黄，脉滑数。

治法：清热凉血，止血调经。

代表方：清热固经汤加减。

参考处方：龟板 9g、牡蛎 6g、阿胶 6g、生地黄 6g、地骨皮 6g、炒栀子 3g、黄芩 3g、地榆 6g、棕榈炭 6g、藕节 6g、甘草 3g。

4. 血瘀

临床表现：经血非时而下，阴道流血量多或少，淋漓不净，血色紫黯有血块，小腹疼痛拒按；舌紫黯，或有瘀点，脉涩或弦涩。

治法：活血祛瘀，固冲止血。

代表方：逐瘀止崩汤加减。

参考处方：当归 10g、川芎 10g、三七 3—9g、没药 6g、五灵脂 10g、牡丹皮炭 10g、炒丹参 10g、艾叶 10g、阿胶 6—12g、龙骨 12g、牡蛎 12g、海螵蛸 12g。

第二节　闭经

闭经，主要表现为无月经或月经停止。根据既往有无月经来潮，分为原发性闭经和

继发性闭经。原发性闭经是指年龄超过 14
岁，第二性征未发育；或年龄超过 16 岁，
第二性征已发育，月经还未来潮。继发性闭
经是指正常月经建立后月经停止 6 个月及以
上，或按自身原有月经周期停止 3 个周期
以上。

1. 肝肾不足

临床表现： 年满 16 周岁尚未行经，或
月经后期，量少逐渐至闭经，素体虚弱，头
晕耳鸣，腰腿酸软；舌淡红，苔少，脉沉细
或细涩。

治法： 滋肾养肝调经。

代表方： 左归丸加减。

参考处方： 熟地黄 15g、山药 12g、茯
苓 12g、当归 9g、枸杞子 12g、杜仲 12g、菟
丝子 12g、鹿角胶 6—12g、龟板胶 6—12g。

2. 气血虚弱

临床表现： 月经逐渐后延，量少，色
淡，质稀，渐至闭经，或头晕眼花，心悸气

基层医师掌中宝

短，神疲肢倦，或食欲不振，毛发不华或易脱落，面色萎黄；舌淡，苔少或薄白，脉沉缓或虚数。

治法：补气养血调经。

代表方：人参荣汤加减。

参考处方：白芍18g、当归15g、陈皮12g、黄芪15g、肉桂9g、人参6g、白术6g、甘草6g、熟地黄12g、五味子6g、远志12g。

第三节　多囊卵巢综合征

多囊卵巢综合征是一种常见的妇科内分泌疾病，在临床上以雄激素过高的临床或生化表现、持续无排卵、卵巢多囊改变为特征，常伴有胰岛素抵抗和肥胖。

辨证论治

1. 肾虚

（1）肾阴虚

临床表现：月经初潮迟至，月经后期，量少，色淡质稀，渐至闭经，或月经延长，崩漏不止；婚久不孕，形体瘦小，面额痤疮，唇周细须显现，头晕耳鸣，腰膝酸软，手足心热，便秘溲黄；舌质红，少苔或无苔，脉细数。

治法：滋肾填精，调经助孕。

代表方：左归丸加减。

参考处方：熟地黄 24g、山药 12g、枸杞子 12g、菟丝子 12g、鹿角胶 12g、龟甲胶 12g。

（2）**肾阳虚**

临床表现：月经初潮迟至，月经后期，量少，色淡，质稀，渐至闭经，或月经周期紊乱，经量多或淋漓不尽；婚久不孕，形体较胖，腰痛时作，头晕耳鸣，面额痤疮，性毛浓密，小便清长，大便时溏；舌淡，苔白，脉沉弱。

治法：温肾助阳，调经助孕。

代表方：右归丸加减。

参考处方：熟地黄 24g、山药 12g、枸杞子 12g、菟丝子 12g、鹿角胶 12g、盐杜仲 12g、肉桂 6g、当归 9g、淡附片 6g。

2. 脾虚痰湿

临床表现：月经后期，量少色淡，或月

基层医师掌中宝

经稀发，甚则闭经，形体肥胖，多毛；头晕胸闷，喉间多痰，肢倦神疲，脘腹胀闷；带下量多，婚久不孕；舌体胖大，色淡，苔厚腻，脉沉滑。

治法：化痰除湿，通络调经。

代表方：苍附导痰丸加减。

参考处方：苍术 12g、香附 12g、枳壳 12g、陈皮 9g、茯苓 9g、甘草 6g、神曲 9g、胆南星 12g。

3. 气滞血瘀

临床表现：月经后期量少或数月不行，经行有块，甚则经闭不孕；精神抑郁，烦躁易怒，胸胁胀满，乳房胀痛；舌质暗红或有瘀点、瘀斑，脉沉弦涩。

治法：理气活血，祛瘀通经。

代表方：膈下逐瘀汤加减。

参考处方：五灵脂 6g、当归 9g、川芎 6g、桃仁 9g、牡丹皮 6g、赤芍 6g、乌药 6g、延胡索 6g、甘草 9g、香附 6g、红花 9g、枳壳 6g。

4. 肝郁化火

临床表现：月经稀发，量少，甚则经闭不行，或月经紊乱，崩漏淋漓；毛发浓密，面部痤疮，经前胸胁、乳房胀痛，肢体肿胀，大便秘结，小便黄，带下量多，外阴时痒；舌红，苔黄厚，脉沉弦或弦数。

治法：疏肝理气，泻火调经。

代表方：丹栀逍遥散加减。

参考处方：牡丹皮 10g、栀子 10g、北柴胡 10g、当归 10g、白芍 10g、茯苓 10g、麸炒白术 10g、甘草 6g、薄荷 3g。

第四节　痛经

痛经指行经前后或月经期出现下腹部疼痛、坠胀，伴有腰酸或其他不适。

辨证论治

1. 寒凝血瘀

临床表现：经前或经期，小腹冷痛拒按，得热痛减，或周期后延，经血量少，色暗有块；畏寒肢冷，面色青白；舌暗，苔白，脉沉紧。

治法：温经散寒，化瘀止痛。

代表方：少腹逐瘀汤加减。

参考处方：肉桂 6g、小茴香 3g、干姜 6g、当归 18g、川芎 6g、赤芍 12g、蒲黄 9g、五灵脂 6g、没药 6g、延胡索 6g。

2. 气滞血瘀

临床表现：经前或经期，小腹胀痛拒按，月经量少，经行不畅，色紫暗有块，块下痛减，胸胁、乳房胀痛；舌紫暗，或有瘀点，脉弦涩。

治法：行气活血，化瘀止痛。

代表方：膈下逐瘀汤加减。

参考处方：五灵脂 6g、当归 9g、川芎 6g、桃仁 9g、牡丹皮 6g、赤芍 6g、乌药 6g、延胡索 3g、甘草 9g、香附 6g、红花 9g、枳壳 6g。

第五节 经前期综合征

经前期综合征指反复在黄体期出现周期性以情感、行为和躯体障碍为特征的综合征，月经来潮后，症状自然消失。

1. 肝气郁结

临床表现：经前或经期乳房胀满疼痛，或乳头痒痛，疼痛拒按，甚则痛不可触衣；经行不畅，经色暗红，经前或经期小腹胀痛；胸胁胀满，精神抑郁，时叹息；舌红，苔薄白，脉弦。

治法：疏肝理气，通络止痛。

代表方：柴胡疏肝散加减。

参考处方：北柴胡 12g、枳壳 12g、香附 12g、陈皮 12g、白芍 12g、川芎 12g、甘草 6g。

2. 肝肾亏虚

临床表现：经前、经期头晕头痛，烦躁失眠，口干不欲饮，烘热汗出，腰酸腿软，肢体麻木，口舌糜烂；舌红少苔，脉细数。

治法：滋肾养肝，通络止痛。

代表方：一贯煎加减。

参考处方：北沙参 9g、麦冬 9g、当归 9g、生地黄 18g、川楝子 6g、枸杞子 9g。

3. 脾肾阳虚

临床表现：经前、经期面目和四肢浮肿，经行泄泻，腰腿酸软，身倦乏力，形寒肢冷；舌淡，苔白滑，脉沉缓。

治法：温肾健脾，化湿调经。

代表方：右归丸合苓桂术甘汤加减。

参考处方：熟地黄 24g、山药 12g、枸杞子 12g、菟丝子 12g、鹿角胶 6—12g、盐杜仲 12g、肉桂 6g、当归 9g、淡附片 6g、茯苓 12g、白术 9g、甘草 6g。

4. 心肝火旺

临床表现：经前或经期狂躁易怒，头痛头晕，口苦咽干，面红目赤，口舌生疮，溲黄便干，经行吐衄；舌质红，苔薄黄，脉弦滑数。

治法：疏肝解郁，清热调经。

代表方：丹栀逍遥散加减。

参考处方：牡丹皮 10g、栀子 10g、北柴胡 10g、当归 10g、白芍 10g、茯苓 10g、麸炒白术 10g、甘草 6g、薄荷 3g。

5. 气滞血瘀

临床表现：经前或经期头痛剧烈，或经行发热，腹痛拒按，肢体肿胀不适；月经量少，或经行不畅，经色紫暗有块；舌紫暗或尖边有瘀点，脉弦涩。

治法：理气活血，化瘀调经。

代表方：血府逐瘀汤加减。

参考处方：桃仁 12g、红花 9g、当归 9g、生地黄 9g、牛膝 9g、川芎 4.5g、桔梗 6g、赤芍 6g、枳壳 6g、甘草 6g、北柴胡 3g。

第六节　绝经综合征

绝经综合征指妇女绝经前后出现性激素波动或减少所致的一系列躯体及精神心理症状。

辨证论治

1. 肾阴虚

临床表现：绝经前后，头晕耳鸣，腰酸腿软，烘热汗出，五心烦热，失眠多梦，口燥咽干，或皮肤瘙痒，月经周期紊乱，量少或多，经色鲜红；舌红，苔少，脉细数。

治法：滋肾益阴，育阴潜阳。

代表方：六味地黄丸或左归丸加减。

参考处方：熟地黄 24g、山药 12g、茯苓 9g、牡丹皮 9g、泽泻 9g。

2. 肾阳虚

临床表现：绝经前后，头晕耳鸣，腰痛如折，腹冷阴坠，形寒肢冷，小便频数或失禁；带下量多，月经不调，量多或少，色淡质稀，精神萎靡，面色晦暗；舌淡，苔白滑，脉沉细而迟。

治法：温肾壮阳，填精养血。

代表方：右归丸加减。

参考处方：熟地黄 24g、山药 12g、枸杞子 12g、菟丝子 12g、鹿角胶 6—12g、盐杜仲 12g、肉桂 6g、当归 9g、淡附片 6g。

3. 心肾不交

临床表现：绝经前后，心烦失眠，心悸易惊，甚至情志失常，月经周期紊乱，量少或多，经色鲜红，头晕健忘，腰酸乏力；舌红，苔少，脉细数。

治法：滋阴补血，养心安神。

代表方：天王补心丹加减。

参考处方：人参5g、玄参5g、当归9g、天冬9g、麦冬9g、丹参5g、茯苓5g、五味子9g、远志5g、桔梗5g、炒酸枣仁9g、生地黄12g、柏子仁9g。

4. 肾阴阳俱虚

临床表现：绝经前后，月经紊乱，量少或多；乍寒乍热，烘热汗出，头晕耳鸣，健忘，腰背冷痛；舌淡，苔薄，脉沉弱。

治法：阴阳双补。

代表方：二仙汤合二至丸加减。

参考处方：仙茅9g、淫羊藿15g、巴戟天15g、当归15g、炒知母15—30g、炒黄柏15—30g、女贞子15g、旱莲草15g。

第六章　不孕症

夫妇同居，男方生殖功能正常，女子未避孕未孕 1 年以上；或曾孕育，而未避孕未孕 1 年以上者，称为不孕症。

辨证论治

1. 肾虚

（1）肾气虚

临床表现：婚久不孕，月经不调或停闭，量多或少，色淡暗质稀；腰酸膝软，头晕耳鸣，精神疲倦，小便清长；舌淡，苔薄白，脉沉细，两尺尤甚。

治法：补益肾气，调补冲任。

代表方：毓麟珠加减。

参考处方：当归 12g、熟地黄 12g、白芍 6g、川芎 6g、人参 6g、白术 6g、茯苓 6g、甘草 6g、菟丝子 12g、杜仲 6g、鹿角霜 15—30g。

（2）肾阳虚

临床表现：婚久不孕，初潮延迟，月经后期，量少，色淡质稀，甚至停闭，带下量多，清稀如水；腰膝酸冷，性欲淡漠，面色晦暗，大便溏薄，小便清长；舌淡，苔白，脉沉迟。

治法：温肾助阳，调补冲任。

代表方：温胞饮加减。

参考处方：巴戟天 12g、补骨脂 12g、菟丝子 12g、肉桂 6g、淡附片 6g、杜仲 9g、白术 9g、山药 9g、芡实 9g、人参 9g。

（3）肾阴虚

临床表现：婚久不孕，月经先期，量少，色红质稠，甚或闭经，或带下量少，阴中干涩；腰酸膝软，头晕耳鸣，形体消瘦，五心烦热，失眠多梦；舌淡或舌红，少苔，脉细或细数。

治法：滋肾养血，调补冲任。

代表方：养精种玉汤加减。

参考处方：当归 15g、白芍 15g、熟地黄 30g、酒萸肉 15g。

2. 痰湿内阻

临床表现：婚久不孕，月经后期，甚或闭经，带下量多，色白质黏；形体肥胖，胸闷呕恶，心悸头晕；舌淡胖，苔白腻，脉滑。

治法：燥湿化痰，理气调经。

代表方：苍附导痰丸加减。

参考处方：苍术 12g、香附 12g、枳壳 12g、陈皮 9g、茯苓 9g、甘草 6g、胆南星 12g、制半夏 9g、神曲 9g。

3. 瘀滞胞宫

临床表现：婚久不孕，月经后期，量或多或少，色紫黑，有血块，可伴痛经；平素小腹或少腹疼痛，或肛门坠胀不适；舌质紫暗，边有瘀点，脉弦涩。

治法：活血化瘀，止痛调经。

代表方：少腹逐瘀汤加减。

参考处方：肉桂 6g、小茴香 3g、干姜 6g、当归 18g、川芎 12g、赤芍 12g、蒲黄 9g、五灵脂 6g、没药 6g、延胡索 6g。

.

五官科 ◀◀◀

第一章　耳鼻咽喉科

第一节　耳鸣、耳聋

耳鸣是指病人自觉耳内鸣响，如闻蝉声、轰鸣声，或如潮声。耳聋是指不同程度的听觉减退，甚至消失。

辨证论治

1. 风热侵袭

临床表现：突起耳鸣，如吹风样，病程较短，可伴有听力下降，或伴有耳胀闷感；全身可伴有鼻塞、流涕、咳嗽、头痛、发热恶寒；舌质红，苔薄黄，脉浮数。

治法：疏风清热，宣肺通窍。

代表方：银翘散加减。

参考处方：连翘 20g、金银花 20g、桔梗 12g、薄荷 12g、淡竹叶 12g、甘草 6g、淡豆豉 15g、牛蒡子 12g。

2. 肝火上扰

临床表现：耳鸣如闻潮声或风雷声，耳聋时轻时重，多在情志抑郁或恼怒之后耳鸣耳聋加重，口苦，咽干，面红或目赤，尿黄，便秘，夜寐不宁，胸胁胀痛，头痛或眩晕；舌红苔黄，脉弦数。

治法：清肝泄热，开郁通窍。

代表方：龙胆泻肝汤加减。

参考处方：龙胆6g、黄芩9g、栀子9g、泽泻12g、车前子9g、当归6g、生地黄9g、北柴胡6g、甘草6g。

3. 痰火郁结

临床表现：耳鸣耳聋，耳中胀闷，头重头昏，或见头晕目眩，胸脘满闷，咳嗽痰多，口苦或淡而无味，二便不畅；舌红，苔黄腻，脉滑数。

治法：化痰清热，散结通窍。

代表方：清气化痰丸加减。

参考处方：黄芩6g、瓜蒌子6g、清半夏9g、胆南星9g、陈皮6g、苦杏仁6g、麸炒枳实6g、茯苓6g。

4. 气滞血瘀

临床表现：耳鸣耳聋，病程可长可短，全身可无明显其他症状，或有爆震史；舌质暗红或有瘀点，脉细涩。

治法：活血化瘀，行气通窍。

代表方：通窍活血汤加减。

参考处方：赤芍 15g、川芎 15g、桃仁 12g、大枣 5g、红花 9g。

5. 肾精亏损

临床表现：耳鸣如蝉，昼夜不息，安静时尤甚，听力逐渐下降，或见头昏眼花，腰膝酸软，虚烦失眠，夜尿频多，发脱齿摇；舌红少苔，脉细弱或细数。

治法：补肾填精，滋阴潜阳。

代表方：耳聋左慈丸加减。

参考处方：磁石 20g、熟地黄 12g、山药 12g、茯苓 12g、牡丹皮 12g、淡竹叶 12g、北柴胡 6g、泽泻 12g。

6. 气血亏虚

临床表现：耳鸣耳聋，每遇疲劳之后加重，或见倦怠乏力，声低气怯，面色无华，食欲不振，脘腹胀满，大便溏薄，心悸失眠；舌质淡红，苔薄白，脉细弱。

治法：健脾益气，养血通窍。

代表方：归脾汤加减。

参考处方：白术 18g、当归 9g、茯苓 18g、黄芪 18g、远志 6g、龙眼肉 18g、炒酸枣仁 18g、人参 9g、木香 9g。

第二节　外耳道炎

外耳道炎可分为两类，一类为局限性外耳道炎，表现为外耳道疖；另一类为弥漫性外耳道炎，表现为外耳道皮肤或皮下组织的弥漫性炎症。

（一）局限性外耳道炎

辨证论治

1. 风热邪毒外袭

临床表现：耳部灼热疼痛，张口、咀嚼或牵拉耳郭时疼痛加剧。

治法：疏风清热，解毒消肿。

代表方：五味消毒饮加减。

参考处方：金银花 30g、野菊花 12g、蒲公英 12g、紫花地丁 12g、天葵子 12g。

2. 肝胆湿热上蒸

临床表现：耳痛剧烈，痛引腮脑，或有听力下降；可伴有口苦咽干，大便干燥，小便短黄；舌红，苔黄腻，脉弦数。

治疗：清泻肝胆，利湿消肿。

代表方：龙胆泻肝汤加减。

参考处方：龙胆 6g、黄芩 9g、栀子 9g、泽泻 12g、车前子 9g、当归 6g、生地黄 9g、北柴胡 6g、甘草 6g。

（二）弥漫性外耳道炎

1. 风热湿邪，上犯耳窍

临床表现：耳痛、耳痒、耳道灼热感，伴头痛、发热、恶寒；舌质红，苔薄黄，脉浮数。检查见耳屏压痛，耳郭牵拉痛，外耳道弥漫性红肿，或耳道潮湿，有少量渗液。

治法：疏风清热，解毒祛湿。

代表方：银花解毒汤加减。

参考处方：金银花 15g、紫花地丁 15g、连翘 9g、夏枯草 9g、茯苓 9g、丹皮 9g、黄连 6g。

2. 肝胆湿热，上攻耳窍

临床表现：耳痛，牵引同侧头痛，口苦，咽干，可伴有发热症；舌红，苔黄腻，脉弦数。检查见耳屏压痛，耳郭牵拉痛，外耳道弥漫性红肿、糜烂，渗出黄色脂水。

治法：清利肝胆，利湿消肿。

代表方：龙胆泻肝汤加减。

参考处方：龙胆 6g、黄芩 9g、栀子 9g、泽泻 12g、车前子 9g、当归 5g、生地黄 9g、北柴胡 6g、甘草 6g。

3. 血虚化燥，耳窍失养

临床表现：病程较长，耳痒、耳痛反复发作，全身症状不明显；舌质淡，苔白，脉细数。检查见外耳道皮肤潮红、增厚、皲裂，表面或见痂皮。

治法：养血润燥，祛风止痒。

代表方：地黄饮子加减。

参考处方：熟地黄 18g，巴戟天、石斛、肉苁蓉各 9g，制附子、五味子、肉桂、茯苓、麦冬、石菖蒲、远志各 6g。

第三节　中耳炎

（一）分泌性中耳炎

分泌性中耳炎是以传导性耳聋及鼓室积液为主要特征的中耳非化脓性炎性疾病。中耳积液可为浆液性分泌液或渗出液，亦可为黏液。

辨证论治

1. 风邪外袭，痞塞耳窍

临床表现：耳内作胀、不适或微痛，耳鸣如闻风声，自听增强，听力减退，患者常以手指轻按耳门，以求减轻耳部之不适；全身可伴有风寒或风热表证。

治法：疏风散邪，宣肺通窍。

代表方：风寒偏重者，方用荆防败毒散加减；风热偏重者，方用银翘散随症加减。

参考处方：风寒偏重者——荆芥 9g、

防风 9g、茯苓 9g、独活 9g、北柴胡 9g、枳壳 9g、羌活 9g、桔梗 9g、甘草 6g。

风热偏重者——金银花 30g、连翘 30g、桔梗 18g、薄荷 18g、淡竹叶 12g、甘草 6g、荆芥 12g、淡豆豉 15g、牛蒡子 18g。

2. 肝胆湿热，上蒸耳窍

临床表现：耳内胀闷堵塞感，耳内微痛，耳鸣如机器声，自听增强，重听，或耳不闻声；患者烦躁易怒，口苦口干，胸胁苦闷；舌红苔黄，脉浮弦或弦数。

治法：清泻肝胆，利湿通窍。

代表方：龙胆泻肝汤加减。

参考处方：龙胆 6g、黄芩 9g、栀子 9g、泽泻 12g、川木通 6g、车前子 9g、当归 6g、生地黄 9g、北柴胡 6g、甘草 6g。

3. 脾虚失运，湿浊困耳

临床表现：耳内胀闷堵塞感，日久不愈，听力渐降，耳鸣声嘈杂；可伴有心烦胸闷，肢倦乏力，容易感冒，面色不华；舌质淡红，或舌体胖，边有齿印，脉细滑或细缓。

治法：健脾利湿，化浊通窍。

代表方：参苓白术散加减。

参考处方：莲子 9g、砂仁 6g、白扁豆 12g、茯苓 15g、白术 15g、桔梗 6g、人参 15g、山药 15g、薏苡仁 9g、甘草 6g。

4. **邪毒滞留，气血瘀阻**

临床表现：耳内胀闷阻塞感，日久不愈，甚则如物阻隔，听力明显减退，且逐渐加重；舌质淡黯，或边有瘀点，脉细涩。

治法：行气活血，通窍开闭。

代表方：通窍活血汤加减。

参考处方：赤芍 12g、川芎 15g、桃仁 9g、大枣 5g、红花 9g、生姜 6g。

（二）化脓性中耳炎

化脓性中耳炎分为急性化脓性中耳炎和慢性化脓性中耳炎。急性化脓性中耳炎是中耳黏膜的急性化脓性炎症；慢性化脓性中耳炎是中耳黏膜、鼓膜或深达骨质的慢性化脓性炎症，以间断流脓、鼓膜紧张部或松弛部穿孔以及听力下降为特点，常因急性中耳炎未获恰当治疗迁延而来。

辨证论治

1. 风热外侵

临床表现：发病较急，耳内痛，耳有闷堵感，听力下降或有耳鸣。耳痛进行性加剧，呈刺痛或跳痛，痛甚可连及患侧头部，剧烈疼痛之后耳内流脓血，耳痛随之顿缓。全身可见周身不适、发热、恶风寒或鼻塞流涕；舌质偏红，苔薄白或薄黄，脉浮数。

治法：疏风清热，解毒消肿。

代表方：蔓荆子散加减。

参考处方：蔓荆子、赤芍、生地黄、桑白皮、菊花、茯苓、升麻、麦冬、前胡、甘草各 6g。

2. 肝胆湿热

临床表现：耳痛甚剧，痛引腮脑，鼓膜赤红或穿孔，耳脓多而黄稠或常红色。全身可见发热、口苦咽干、小便黄赤、大便干结，舌质红，苔黄，脉弦数有力。小儿症状较成人为重，可见高热、烦躁不安、惊厥、痛引腮脑等。

治法：清肝泄热，祛湿排脓。

代表方：龙胆泻肝汤加减。

参考处方：龙胆 6g、黄芩 9g、栀子 9g、泽泻 12g、川木通 6g、车前子 9g、当归 6g、生地黄 9g、北柴胡 6g、甘草 6g。

3. 脾虚湿困

临床表现：耳内流脓缠绵日久，脓液清稀，量较多，无臭味，多呈间歇性发作，听力下降或有耳鸣。全身可见有头晕、头重或有周身乏力，面色少华，纳差，大便溏薄；舌质淡，苔白腻，脉缓弱。

治法：健脾渗湿，补托排脓。

代表方：托里消毒散加减。

参考处方：人参 6g、川芎 15g、白芍 12g、黄芪 15g、当归 15g、白术 12g、茯苓 12g、金银花 15g。

4. 肾元亏损

临床表现：耳内流脓不畅，量不多，耳脓秽浊或呈豆腐渣样，有恶臭气味，日久不愈，反复发作，听力明显减退。全身可见头晕，神疲，腰膝酸软；舌淡红，苔薄白或少苔，脉细弱。

治法：补肾培元，祛腐化湿。

代表方：肾阴虚者，用知柏地黄丸加减；肾阳虚者，用肾气丸加减。

参考处方：肾阴虚者——熟地黄24g、山萸肉12g、山药12g、牡丹皮9g、泽泻9g、茯苓9g、盐知母6g、黄柏6g。

肾阳虚者——淡附片3g、桂枝3g、生地黄24g、山药12g、茯苓9g、牡丹皮9g、泽泻9g。

第四节　耳源性眩晕

耳源性眩晕是以头晕目眩，天旋地转，甚或恶心呕吐为主要特征的疾病。常见的有良性陈发性位置性眩晕、梅尼埃病、前庭神经炎等。

辨证论治

1. 风邪外袭

临床表现：突发眩晕，如坐舟车，恶心呕吐，可伴有鼻塞流涕，咳嗽，咽痛，发热恶风；舌质红，苔薄黄，脉浮数。

治法：疏风散邪，清利头目。

代表方：桑菊饮加减。

参考处方：苦杏仁 6g、连翘 12g、薄荷 6g、桑叶 15g、菊花 12g、桔梗 12g、甘草 6g、苇根 6g。

2. 痰浊中阻

临床表现：眩晕可见头额胀重，胸闷不舒，心悸，呕恶较甚，痰多耳鸣声低。

治法：健脾燥湿，涤痰止眩。

代表方：半夏白术天麻汤加减。

参考处方：清半夏 9g、白术 18g、天麻 6g、茯苓 12g、甘草 6g。

3. 肝阳上扰

临床表现：眩晕每因情绪波动、心情不舒、烦恼时加重，头痛，兼耳鸣耳聋。

治法：平肝息风，滋阴潜阳。

代表方：天麻钩藤饮加减。

参考处方：天麻 9g，川牛膝、钩藤各 12g，石决明 18g，栀子、杜仲、黄芩、益母草、桑寄生、首乌藤、茯神各 9g。

4. 寒水上泛

临床表现：眩晕时心下悸动，恶寒，肢体不温，咳嗽痰稀白，恶心欲呕，或频频呕吐清涎，耳鸣耳聋。

治法：温壮肾阳，散寒利水。

代表方：真武汤加减。

参考处方：茯苓、白芍、生姜、制附子各9g，白术6g。

5. 髓海不足

临床表现：素有耳鸣，眩晕常发。眩晕发作时，耳鸣加甚，听力减退明显。

治法：滋阴补肾，填精益髓。

代表方：杞菊地黄汤加减。

参考处方：枸杞子9g、菊花9g、熟地黄24g、山药12g、茯苓9g、牡丹皮9g、泽泻9g。

6. 气血不足

临床表现：眩晕时发，每遇劳累时发作或加重，可伴耳鸣、耳聋，面色苍白，神疲思睡，表情淡漠。

治法：补益气血，健脾安神。

代表方：归脾汤加减。

参考处方：白术 18g、当归 9g、茯苓 18g、黄芪 18g、远志 6g、龙眼肉 18g、炒酸枣仁 18g、人参 9g、木香 9g。

第五节　鼻前庭炎

鼻前庭炎是鼻前庭皮肤的弥漫性炎症，分为急性和慢性两种。急性期表现为鼻前庭处疼痛，局部皮肤红肿、触痛，重者皮肤糜烂或皲裂，表面附有薄痂皮，严重时可扩展至上唇皮肤。慢性期表现为鼻前庭皮肤发痒、干燥、有异物感，伴灼热、触痛，局部皮肤增厚，鼻毛因脱落而稀少，表面可附着痂皮。

辨证论治

1. 肺经蕴热，邪毒外侵

临床表现：鼻前庭皮肤灼热干燉，微痒微痛，皮肤出现粟粒样小丘，继呈浅表糜烂，流黄色脂水，周围皮肤潮红或皲裂，鼻毛脱落。一般无明显全身症状，症重者可见头痛发热，咳嗽气促，便秘；舌质红，苔黄，脉数。

治法：疏风散邪，清热泻肺。

代表方：黄芩汤加减。

参考处方：黄芩 15g、栀子 9g、桑白皮 9g、荆芥 12g、连翘 12g、薄荷 12g、赤芍 12g、麦冬 9g、桔梗 9g、甘草 6g。

2. 脾胃失调，湿热郁蒸

临床表现：鼻前孔肌肤糜烂，潮红嫩肿，常溢脂水或结黄浊厚痂，痒痛，偶见皲裂出血，甚者可侵及鼻翼及口唇；舌红，厚黄腻，脉滑数。

治法：清热燥湿，解毒和中。

代表方：萆薢渗湿汤加减。

参考处方：绵萆薢、薏苡仁各 30g，茯苓、黄柏、牡丹皮、泽泻各 15g，滑石 30g，通草 6g。

3. 阴虚血燥，鼻窍失养

临床表现：鼻前孔及周围瘙痒，灼热干痛，异物感；或伴口干咽燥，面色萎黄，大便干结；舌质红，少苔，脉细数。

治法：滋阴润燥，养血息风。

代表方：四物消风饮加减。

参考处方：生地黄 18g、当归 12g、荆芥 9g、防风 9g、赤芍 12g、川芎 15g、白鲜皮 15g。

第六节　鼻炎

（一）急性鼻炎

急性鼻炎是由病毒感染引起的鼻黏膜的急性炎性疾病，症状包括鼻塞、流涕、打喷嚏，病程通常在 7—10 天。各种上呼吸道病毒均可引起本病。四季均可发病，冬季更为多见。

辨证论治

1. 风寒外侵

临床表现：鼻塞声重，喷嚏频作，流清涕，可伴有恶寒、发热、头痛；舌淡红，苔薄白，脉浮紧。

治法：辛温解表，散寒通窍。

代表方：通窍汤加减。

参考处方：麻黄 3g、防风 9g、羌活 9g、藁本 9g、川芎 9g、白芷 9g、细辛 3g、升麻 5g、葛根 9g、苍术 9g。

2. 风热外袭

临床表现：鼻塞重，鼻流黏稠黄涕，可伴有发热，微恶风，头痛，口渴，咽痛，咳嗽痰黄；舌质红，苔薄黄，脉浮数。

治法：疏风清热，宣肺通窍。

代表方：银翘散加减。

参考处方：金银花 18g、连翘 15g、薄荷 12g、荆芥 12g、牛蒡子 9g、竹叶 12g、桔梗 9g、淡豆豉 12g、芦根 9g、甘草 6g。

（二）慢性鼻炎

慢性鼻炎是鼻黏膜及黏膜下层的慢性炎症。其主要特点是炎症持续数月以上或反复发作，迁延不愈，无明确的致病微生物，有不同程度的鼻塞，分泌物增多，鼻黏膜肿胀或增厚障碍。一般分为慢性单纯性鼻炎和慢性肥厚性鼻炎。

1. 肺经蕴热，壅塞鼻窍

临床表现： 鼻塞时轻时重，或交替性鼻塞，鼻涕色黄量少，鼻气灼热，常有口干，咳嗽痰黄；舌尖红，苔薄黄，脉数。检查见鼻黏膜充血，下鼻甲肿胀，表面光滑、柔软有弹性。

治法： 清热散邪，宣肺通窍。

代表方： 黄芩汤加减。

参考处方： 黄芩15g、栀子9g、桑白皮9g、荆芥12g、连翘12g、薄荷12g、赤芍12g、麦冬9g、桔梗9g、甘草6g。

2. 肺脾气虚，邪滞鼻窍

临床表现： 鼻塞时轻时重，或呈交替性，涕白而黏，遇寒冷时症状加重；可伴有倦怠乏力，少气懒言，恶风自汗，咳嗽痰白，易患感冒，纳差便溏，头重头昏；舌淡苔白，脉缓弱。检查见鼻黏膜及鼻甲淡红肿胀。

治法： 补脾益肺，散邪通窍。

五官科

代表方：肺气虚为主者，可选用温肺止流丹加减；脾气虚为主者，可用补中益气汤加减。

参考处方：肺气虚为主者——诃子6g、甘草6g、桔梗15g、荆芥9g、细辛3g、人参3g。

脾气虚为主者——黄芪18g、炙甘草9g、人参6g、当归9g、陈皮6g、升麻6g、北柴胡6g、白术9g。

3. 邪毒久留，血瘀鼻窍

临床表现：鼻塞较甚或持续不减，鼻涕黏黄或黏白，语声重浊或有头胀头痛，耳闭重听，嗅觉减退；舌质暗红或有瘀点，脉弦涩。检查见鼻黏膜暗红肥厚，鼻甲肥大质硬，表面凹凸不平，呈桑椹状。

治法：行气活血，化瘀通窍。

代表方：通窍活血汤加减。

参考处方：赤芍、川芎各15g，桃仁、红花各9g，生姜9g，大枣6g。

（三）干燥性鼻炎

干燥性鼻炎以鼻腔黏膜干燥、分泌物减

少、无鼻腔黏膜及鼻甲萎缩为特征。干燥性鼻炎的患者主要表现为鼻腔干涩，有时会产生鼻出血及局部灼热、疼痛的症状。

辨证论治

1. 燥邪犯肺

临床表现：鼻内干燥，灼热疼痛，涕痂带血。咽痒干咳，舌尖红，苔薄黄少津，脉细数。检查见鼻黏膜充血干燥，或有痂块。

治法：清燥润肺，宣肺散邪。

代表方：清燥救肺汤加减。

参考处方：桑叶 18g、石膏 15g、甘草 6g、人参 9g、阿胶 6g、麦冬 12g、苦杏仁 6g、枇杷叶 12g。

2. 肺肾阴虚

临床表现：鼻干较甚，鼻衄，嗅觉减退，咽干燥，干咳少痰，或痰带血丝，腰膝酸软，手足心热；舌红少苔，脉细数。检查见鼻黏膜色红干燥，鼻甲萎缩，涕痂秽浊，鼻气恶臭。

治法：滋养肺肾，生津润燥。

代表方：百合固金汤加减。

参考处方：熟地黄、生地黄、当归各18g，白芍15g，桔梗、玄参各12g，川贝母、麦冬、百合、甘草各6g。

3. 脾气虚弱

临床表现：鼻内干燥，鼻涕黄绿腥臭，头痛头昏，嗅觉减退，常伴纳差腹胀，倦怠乏力，面色萎黄，唇色淡；舌淡红，苔白，脉缓弱。检查见鼻黏膜淡暗，干萎较甚，鼻腔宽大，涕痂积留。

治法：健脾益气，祛湿化浊。

代表方：补中益气汤加减。

参考处方：黄芪18g，甘草6g、人参6g、当归12g、陈皮6g、升麻6g、北柴胡6g、白术9g。

（四）过敏性鼻炎

过敏性鼻炎即变应性鼻炎，以突然和反复发作的鼻痒、喷嚏、流清涕、鼻塞为主要特征。

1. 肺气虚寒，卫表不固

临床表现：鼻塞，鼻痒，喷嚏频频，清涕如水，嗅觉减退，畏风怕冷，气短懒言，语声低怯，自汗，面色苍白，或咳喘无力；舌质淡，舌苔薄白，脉虚弱。

治法：温肺散寒，益气固表。

代表方：温肺止流丹加减。

参考处方：诃子 6g、甘草 6g、桔梗 15g、荆芥 12g、细辛 3g、人参 3g。

2. 脾气虚弱，清阳不升

临床表现：鼻塞，鼻痒，清涕连连，喷嚏突发，面色萎黄无华，消瘦，食少纳呆，腹胀便溏，四肢倦怠乏力，少气懒言；舌淡胖，边有齿痕，苔薄白，脉弱无力。检查见下鼻甲肿大光滑，黏膜淡白或灰白，有水样分泌物。

治法：益气健脾，升阳通窍。

代表方：补中益气汤加减。

参考处方：黄芪 18g、炙甘草 6g、人参

6g、当归6g、陈皮6g、升麻6g、北柴胡6g、白术9g。

3. 肾阳不足，温煦失职

临床表现：鼻塞，鼻痒，喷嚏频频，清涕量多；面色苍白，形寒肢冷，腰膝冷痛，神疲倦怠；妇人则宫寒不孕，男子则阳痿，遗精；舌质淡，舌苔白，脉沉细无力。局部检查可见下鼻甲肿大光滑，黏膜淡白，鼻道有水样分泌物。

治法：温补肾阳。

代表方：肾气丸加减。

参考处方：熟地黄24g，山药12g，泽泻、茯苓、牡丹皮各9g，桂枝、制附子各3g。

4. 肺经伏热，上犯鼻窍

临床表现：鼻痒，喷嚏频作，流清涕，鼻塞，常在闷热天气发作；全身或见咳嗽，咽痒，口干烦热；舌质红，苔白或黄，脉数。检查见鼻黏膜色红或暗红，鼻甲肿胀。

治法：清宣肺气，通利鼻窍。

代表方：辛夷清肺饮加减。

参考处方：辛夷 6g，黄芩、栀子、麦冬、百合、石膏、知母各 12g，甘草 6g，升麻 3g。

第七节　鼻窦炎

鼻窦炎是一个或多个鼻窦黏膜的炎症性疾病，表现为单侧或双侧鼻塞，流脓涕，头痛症状，症状反复发作，感冒后加重，尤其头痛特点明显。

辨证论治

1. 肺经风热

临床表现：间歇性或持续性鼻塞，鼻涕量多而白黏或黄稠，嗅觉减退，头痛，可兼有发热畏风，汗出，或咳嗽，痰多；舌质红，舌苔薄白，脉浮数。

治法：疏风散邪，宣肺通窍。

代表方：银翘散加减。

参考处方：连翘 30g、金银花 30g、桔梗 18g、薄荷 18g、淡竹叶 12g、甘草 6g、淡豆豉 15g、牛蒡子 12g。

2. 胆腑郁热

临床表现：鼻涕脓浊，量多，色黄或黄绿，或有腥臭味，间歇性或持续性鼻塞，嗅觉减退，头痛剧烈，可兼有烦躁易怒，口苦，咽干，目眩，耳鸣耳聋，寐少梦多，小便黄赤；舌质红，舌苔黄或腻，脉弦数。

治法：清泄胆热，利湿通窍。

代表方；龙胆泻肝汤加减。

参考处方：龙胆6g、黄芩9g、栀子9g、泽泻12g、车前子9g、当归6g、生地黄9g、北柴胡6g、甘草6g。

3. 脾胃湿热

临床表现：鼻塞重而持续，鼻涕黄浊而量多，嗅觉减退，头昏闷，或头重胀，倦怠乏力，胸脘痞闷，纳呆食少，小便黄赤；舌质红，苔黄腻，脉滑数。

治法：清热利湿，化浊通窍。

代表方：甘露消毒丹加减。

参考处方：滑石、黄芩各15g，茵陈12g，石菖蒲、浙贝母、广藿香各6g，连翘、薄荷、射干各9g。

4. 肺气虚寒

临床表现： 鼻塞或重或轻，鼻涕黏白，稍遇风冷则鼻塞加重，鼻涕增多，喷嚏时作，嗅觉减退，头昏，头胀，气短乏力，语声低微，面色苍白，自汗畏寒，咳嗽痰多；舌质淡，苔薄白，脉缓弱。

治法： 温补肺脏，益气通窍。

代表方： 温肺止流丹加减。

参考处方： 诃子 6g、甘草 6g、桔梗 9g、荆芥 12g、细辛 3g、人参 3g。

5. 脾气虚弱

临床表现： 鼻涕白黏或黄稠，量多，嗅觉减退，鼻塞较重，食少纳呆，腹胀便溏，脘腹胀满，肢困乏力，面色萎黄，头昏重，或头闷胀；舌淡胖，苔薄白，脉细弱。

治法： 健脾利湿，益气通窍。

代表方： 参苓白术散。

参考处方： 莲子 9g、砂仁 6g、白扁豆 12g、茯苓 15g、白术 15g、桔梗 6g、人参 15g、山药 15g、薏苡仁 18g、甘草 6g。

第八节　鼻出血

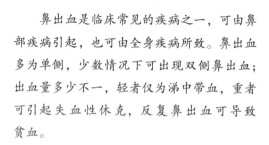

鼻出血是临床常见的疾病之一，可由鼻部疾病引起，也可由全身疾病所致。鼻出血多为单侧，少数情况下可出现双侧鼻出血；出血量多少不一，轻者仅为涕中带血，重者可引起失血性休克，反复鼻出血可导致贫血。

辨证论治

鼻出血属于急症，临床治疗时要遵照"急则治其标""缓则治其本"之原则，同时应稳定病者的情绪，以利于配合治疗和检查。有虚脱者，应及时抢救处理。

1. 肺经风热

临床表现：鼻中出血，点滴而下，色鲜红，量不甚多，鼻腔干燥、灼热感，多伴有鼻塞涕黄，咳嗽痰少，口干身热，溲黄便结；舌质红，苔薄白而干，脉数或浮数。

治法：疏风清热，凉血止血。

代表方：桑菊饮加减。

参考处方：桑叶 15g、菊花 6g、苦杏仁 9g、连翘 15g、薄荷 6g、桔梗 6g、甘草 6g、苇根 6g。

2. 胃热炽盛

临床表现：鼻中出血，量多，色鲜红或深红，鼻黏膜色深红而干，多伴有口渴引饮，口臭，或齿龈红肿、糜烂出血，大便秘结，小便短赤；舌质红，苔黄厚而干，脉洪数或滑数。

治法：清胃泻火，凉血止血。

代表方：凉膈散加味。

参考处方：大黄 12g、玄明粉 12g、甘草 6g、栀子 6g、薄荷 6g、黄芩 6g、连翘 25g。

3. 肝火上逆

临床表现：鼻衄暴发，量多，血色深红，鼻黏膜色深红，常伴有头痛头晕、耳鸣，口苦咽干，胸胁苦满，面红目赤，烦躁易怒；舌质红，苔黄，脉弦数。

治法：清肝泻火，凉血止血。

代表方：龙胆泻肝汤加减。

参考处方： 龙胆 6g、黄芩 9g、炒栀子 9g、泽泻 12g、川木通 6g、车前子 9g、当归 6g、生地黄 9g、北柴胡 6g、甘草 6g。

4. 心火亢盛

临床表现： 鼻血外涌，血色鲜红，鼻黏膜红赤，伴有面赤，心烦失眠，身热口渴，口舌赤烂疼痛，大便结，小便黄；舌尖红，苔黄，脉数，甚则神昏谵语，舌质红绛，少苔，脉细数。

治法： 清心泻火，凉血止血。

代表方： 泻心汤加减。

参考处方： 大黄 12g、黄连 6g、黄芩 6g。

5. 虚火上炎

临床表现： 鼻衄时作时止，色淡红，量不多，鼻黏膜色淡红而干嫩，伴口干少津，头晕眼花，耳鸣，五心烦热，健忘失眠，腰膝酸软，或颧红盗汗；舌红少苔，脉细数。

治法： 滋养肝肾，养血止血。

代表方： 知柏地黄丸加减。

参考处方： 熟地黄 24g、山萸肉 12g、山药 12g、牡丹皮 9g、泽泻 9g、茯苓 9g、知母 6g、黄柏 6g。

6. 气不摄血

临床表现：鼻衄常发，渗渗而出，色淡红，量或多或少，鼻黏膜色淡，全身症见面色无华，少气懒言，神疲倦怠，食少便溏；舌淡苔白，脉缓弱。

治法：健脾益气，摄血止血。

代表方：归脾汤加减。

参考处方：白术 18g、茯神 18g、黄芪 18g、龙眼肉 18g、炒酸枣仁 18g、人参 9g、木香 9g、炙甘草 6g、当归 9g、远志 6g。

第九节　咽炎

咽炎为咽部的非特异性炎症，可分为急性咽炎和慢性咽炎。急性咽炎主要表现为咽部干燥、灼热、疼痛，吞咽疼痛明显，咽部黏膜充血肿胀。慢性咽炎表现为咽部黏膜慢性充血，黏膜下结缔组织及淋巴组织增生，黏液腺可肥大，分泌功能亢进，黏液分泌增多。患者常咯出咽内黏痰，或感觉咽部有异物感。

1. 外邪侵表，上犯咽喉

临床表现：咽部疼痛，吞咽时痛增，咳嗽痰黄稠，恶风发热、头痛、舌苔薄黄、脉浮数为风热表证。咽痛不适，吞咽不利，恶寒发热，身疼痛，头痛无汗，咳嗽痰稀，舌质淡、苔薄白、脉浮紧为风寒表证。

治法：疏风散邪，宣肺利咽。

代表方：风热外袭者，用疏风清热汤加减；风寒外袭者，可选用六味汤加味。

参考处方：风热外袭者——防风 6g、菊花 12g、桑叶 9g、板蓝根 18g、大蓟 15g、金银花 9g、连翘 12g。

风寒外袭者——荆芥 9g，薄荷 9g，炒僵蚕、桔梗、甘草、防风各 6g。

2. 肺胃热盛，上攻咽喉

临床表现：咽部疼痛较剧，吞咽困难，发热，口渴喜饮，口气臭秽，大便燥结，小便短赤；舌质红，舌苔黄，脉洪数。

治法：清热解毒，消肿利咽。

代表方：清咽利膈汤加减。

参考处方：连翘 15g、栀子 15g、黄芩 15g、薄荷 10g、防风 10g、荆芥 10g。

3. 肺肾阴虚，虚火上炎

临床表现：咽部干燥，灼热疼痛不适，午后较重，或咽部异物感，干咳痰少而稠，或痰中带血，午后潮热，盗汗颧红，手足心热；舌红少津，脉细数。

治法：滋养阴液，降火利咽。

代表方：肺阴虚为主者，可选用养阴清肺汤加减；肾阴虚为主者，可选用六味地黄丸加减。

参考处方：肺阴虚为主者——生地黄 12g、麦冬 12g、甘草 6g、玄参 15g、川贝母 9g、牡丹皮 15g、薄荷 6g、白芍 6g。

肾阴虚为主者——熟地黄 24g、山萸肉 12g、山药 12g、牡丹皮 9g、泽泻 9g、茯苓 9g。

4. 脾胃虚弱，咽喉失养

临床表现：咽喉哽哽不利或有痰黏着感，咽燥微痛，口干而不欲饮或喜热饮，易恶心作呕，或时有呃逆反酸，若受凉、疲倦、多言则症状加重。平素容易感冒，倦怠乏力，短气懒言，胃纳欠佳，或腹胀，大便不调；舌质淡红边有齿印，苔薄白，脉细弱。

治法：益气健脾，升清利咽。

代表方：补中益气汤加减。

参考处方：黄芪18g、人参6g、甘草6g、当归12g、陈皮6g、升麻6g、北柴胡6g、白术9g。

5. 脾肾阳虚，咽失温煦

临床表现：咽部异物感，哽哽不利，痰涎稀白，面色苍白，形寒肢冷，腰膝冷痛，腹胀纳呆，下利清谷；舌质淡嫩，舌体胖，苔白，脉沉细弱。

治法：补益脾肾，温阳利咽。

代表方：附子理中丸加减。

参考处方：白术9g、淡附片9g、人参9g、干姜9g、甘草9g。

6. 痰凝血瘀，结聚咽喉

临床表现：咽部有异物感、痰黏着感、焮热感，或咽微痛，痰黏难咯，咽干不欲饮，易恶心呕吐，胸闷不适；舌质暗红，或有瘀斑瘀点，苔白或微黄，脉弦滑。

治法：祛痰化瘀，散结利咽。

代表方：贝母瓜蒌散加味。

参考处方：川贝母9g，瓜蒌、天花粉、茯苓、化橘红、桔梗各6g。

第十节　扁桃体炎

扁桃体炎可分为急性扁桃体炎和慢性扁桃体炎。急性扁桃体炎是腭扁桃体的急性非特异性炎证，病源菌以链球菌及葡萄球菌最常见。慢性扁桃体炎，目前病因未明，认为与自身变态反应、免疫功能低下有关。临床表现为经常咽部不适，异物感，发干、痒，刺激性咳嗽，口臭症状。

辨证论治

1. 风热外袭，肺经有热

临床表现：病初起咽喉干燥灼热，疼痛逐渐加剧，吞咽时更重，全身见头痛，发热，微恶风，咳嗽；舌质红，苔薄黄，脉浮数。

治法：疏风清热，利咽消肿。

代表方：疏风清热汤加减。

参考处方：防风6g、菊花12g、桑叶9g、板蓝根18g、大蓟15g、金银花9g、连翘12g、黄芩9g、夏枯草6g。

2. 邪热传里，肺胃热盛

临床表现：咽部疼痛剧烈，连及耳根，吞咽困难，堵塞感，咽喉痰涎较多，全身见高热，口渴引饮，咳嗽痰稠黄，口臭，腹胀，大便秘结，小便黄；舌质红赤，苔黄厚，脉洪大而数。

治法：泄热解毒，利咽消肿。

代表方：清咽利膈汤加减。

参考处方：连翘15g、栀子15g、黄芩15g、薄荷10g、防风10g、荆芥10g。

3. 肺肾阴虚，虚火上炎

临床表现：咽部干燥，微痒微痛，哽哽不利，午后症状加重，全身可见午后颧红，手足心热，失眠多梦，或干咳痰少而黏，耳鸣眼花，腰膝酸软，大便干；舌质干红少苔，脉细数。

治法：滋养肺肾，清利咽喉。

代表方：百合固金汤加减。

参考处方：熟地黄 18g、生地黄 18g、当归 18g、白芍 6g、甘草 6g、桔梗 6g、玄参 6g、川贝母 12g、麦冬 12g、百合 12g。

4. 脾胃虚弱，喉核失养

临床表现：咽干痒不适，异物梗阻感，咳嗽少许白痰，胸脘痞闷，易恶心呕吐，口淡不渴，大便不实；舌质淡，苔白腻，脉缓弱。

治法：健脾和胃，祛湿利咽。

代表方：六君子汤加减。

参考处方：陈皮 9g、清半夏 9g、茯苓 12g、甘草 6g、人参 6g、白术 9g。

5. 痰瘀互结，凝聚喉核

临床表现：咽干涩不利，或刺痛胀痛，痰黏难咯，迁延不愈，全身症状不明显；舌质暗有瘀点，苔白腻，脉细涩。

治法：活血化瘀，祛痰利咽。

代表方：会厌逐瘀汤合二陈汤加减。

参考处方：炒桃仁 15g、红花 15g、当归 6g、玄参 3g、北柴胡 3g、枳壳 6g、赤芍 6g、生地黄 12g、甘草 6g、桔梗 9g。

第十一节　喉炎

喉炎分为急性喉炎与慢性喉炎。急性喉炎为喉黏膜的急性卡他性炎症，多发生于受凉感冒后，主要表现为声嘶，喉部黏膜弥漫性充血、水肿；慢性喉炎指喉部黏膜的慢性非特异性炎症，分为慢性单纯性喉炎、慢性肥厚性喉炎和慢性萎缩性喉炎，主要表现为声音嘶哑，喉部黏膜慢性充血、肿胀或肥厚。

辨证论治

1. 风寒袭肺证

临床表现：猝然声音不扬，甚则嘶哑，喉微痛微痒，咳嗽声重，发热，恶寒，头身痛，无汗，鼻塞，流清涕，口不渴；舌苔薄白，脉浮紧。

治法：疏风散寒，宣肺开音。

代表方：三拗汤加减。

参考处方：甘草 6g、麻黄 6g、苦杏仁 6g。

2. 风热犯肺

临床表现：声音不扬，其则嘶哑，喉痛不适，干痒而咳，发热，微恶寒，头痛；舌边微红，苦薄黄，脉浮数。

治法：疏风清热，利喉开音。

代表方：疏风清热汤加减。

参考处方：防风 6g、菊花 12g、桑叶 9g、板蓝根 18g、大蓟 15g、金银花 9g、连翘 12g。

3. 肺热壅盛

临床表现：声音嘶哑，甚则失音，咽喉痛甚，咳嗽痰黄，口渴，大便秘结；舌质红，苔黄厚，脉滑数。

治法：清热泻肺，利喉开音。

代表方：泻白散加减。

参考处方：地骨皮 30g、桑白皮 30g、甘草 3g。

4. 肺肾阴虚

临床表现： 声音嘶哑日久，咽喉干涩微痛，喉痒干咳，痰少而黏，时时清嗓，症状以下午明显，可兼有颧红唇赤、头晕耳鸣、虚烦少寐、腰膝酸软、手足心热症状；舌红少津，脉细数。

治法： 滋阴降火，润喉开音。

代表方： 百合固金汤加减。

参考处方： 熟地黄 9g、生地黄 9g、归身 9g、白芍 3g、甘草 3g、桔梗 3g、玄参 3g、川贝母 6g、麦冬 6g、百合 6g。

5. 肺脾气虚

临床表现： 声嘶日久，语音低沉，高音费力，不能持久，劳则加重，上午症状明显，可兼有少气懒言、倦怠乏力、纳呆便溏、面色萎黄症状；舌体胖，有齿痕，苔白，脉细弱。

治法： 补益肺脾，益气开音。

代表方： 补中益气汤加减。

参考处方： 黄芪 18g、人参 6g、炙甘草 9g、当归 6g、陈皮 6g、升麻 6g、北柴胡 6g、白术 9g。

6. 血瘀痰凝

临床表现：声嘶日久，讲话费力，喉内有异物感或痰黏着感，常需清嗓，胸闷不舒；舌质暗红或有瘀点，苔白或薄黄，脉细涩。

治法：行气活血，化痰开音。

代表方：会厌逐瘀汤加减。

参考处方：炒桃仁 15g、红花 15g、当归 6g、玄参 3g、北柴胡 3g、枳壳 6g、赤芍 6g、生地黄 12g、甘草 9g、桔梗 9g。

第二章 口腔科疾病

第一节 复发性阿弗他溃疡

复发性阿弗他溃疡又称复发性口腔溃疡，是最常见的口腔黏膜病。本病表现为反复发作的圆形或椭圆形溃疡，具有"黄、红、凹、痛"特征：即损害表面覆有黄色或灰白色假膜；周边有充血红晕带；中央凹陷，基底柔软；灼痛明显。

辨证论治

1. 心脾积热，上炎口舌

临床表现：口腔黏膜溃疡，灼痛明显，进饮食或说话时尤甚，伴口渴口干、心烦失眠、大便秘结、小便短黄；舌红，苔黄或腻，脉数有力。

治法：清心泻脾，消肿止痛。

代表方：凉膈汤加减。

参考处方：大黄9g、玄明粉12g、甘草

12g、栀子 6g、薄荷 6g、黄芩 6g、连翘 18g、淡竹叶 3g。

2. 阴虚火旺，上炎口舌

临床表现：口腔溃疡数量少，疼痛较轻。但口疮此愈彼起，绵延不止，手足心热，失眠多梦，口舌干燥不欲饮；舌红少苔，脉细数。

治法：滋阴补肾，降火敛疮。

代表方：知柏地黄汤加减。

参考处方：熟地黄 24g、山萸肉 12g、山药 12g、牡丹皮 9g、泽泻 9g、茯苓 9g、盐知母 6g、黄柏 6g。

3. 阳气亏虚，寒湿困口

临床表现：口疮疼痛较轻，久难愈合。伴倦怠乏力，面色㿠白，腰膝或少腹以下冷痛，小便清；舌淡苔白，脉沉迟。

治法：温肾健脾，化湿敛疮。

代表方：附子理中汤加减。

参考处方：人参、白术、干姜、制附子各 12g，甘草 6g。

第二节 口腔念珠菌病

口腔念珠菌病是念珠菌感染所引起的口腔黏膜疾病，按主要病变部位可分为念珠菌口炎、念珠菌唇炎、念珠菌口角炎、慢性黏膜皮肤念珠菌病和艾滋病相关性口腔念珠菌病。

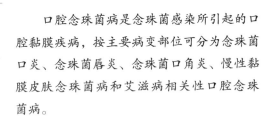

辨证论治

1. 膀胱湿热

临床表现：口中灼痛、口臭口腻，口腔黏膜上覆灰黄色糜斑，糜斑不易拭去，拭之易出血，周边红赤，伴小便短赤，或有发热；舌苔黄腻，脉数。

治法：清热利湿，化浊祛腐。

代表方：加味导赤汤加减。

参考处方：生地黄、黄芩、甘草、车前草、栀子、川芎、赤芍各9g。

2. 心脾积热

临床表现：口渴口臭，灼热疼痛，口中白屑状如粥糜，周边红肿，伴发热、烦躁不安、溲赤便秘；舌红苔黄，脉数。

治法：清心泻脾，消肿祛腐。

代表方：导赤散合凉膈散加减。

参考处方：生地黄6g、川木通6g、甘草6g、大黄9g、玄明粉12g、栀子6g、薄荷6g、黄芩6g、连翘18g。

3. 阴虚火旺

临床表现：口中少量灰白色糜斑，患处疼痛轻微或不痛，口舌干燥，饥不欲食，大便干结，小便短少；舌红少津，脉细数。

治法：滋阴养胃，清热生津。

代表方：益胃汤加减。

参考处方：北沙参18g、麦冬15g、生地黄15g、玉竹6g。

第三节　口腔扁平苔藓

扁平苔藓是一种皮肤黏膜慢性炎症，可以单独发生于口腔或皮肤，也可皮肤与黏膜同时罹患。发生于口腔的表现为口腔黏膜出现珠光白色条纹，条纹周围充血发红，并出现糜烂、溃疡、萎缩。

1. 风热湿毒，侵袭于口

临床表现：口腔黏膜白色网纹密集，或见水疱、丘疹、渗出，红肿疼痛，影响进食。全身可伴发热、恶风、汗出，或有头痛如裹，咽痛咽痒，口干口臭；舌质红，苔黄或腻，脉濡数或浮数。

治法：祛风除湿，清热解毒。

代表方：消风散加减。

参考处方：当归 12g、生地黄 12g、防风 12g、蝉蜕 6g、知母 12g、苦参 6g、荆芥 12g、苍术 6g、牛蒡子 6g、石膏 12g、甘草 3g。

2. 脾胃湿热，熏蒸肌膜

临床表现：感觉两颊不适或疼痛，进食时明显，口腔黏膜出现白色条纹或斑块、水疱，可伴充血、糜烂，发生于唇红处的可见较多的黄色渗出物，结痂较厚，全身可伴多食易饥，胃脘嘈杂，胸胁胀闷，口干口黏，便干尿黄；舌质红，苔黄腻，脉弦滑数。

治法：清热利湿，化浊解毒。

代表方：甘露消毒丹加减。

参考处方：滑石 15g、黄芩 10g、茵陈 12g、石菖蒲 6g、浙贝母 6g、川木通 9g、广藿香 6g、连翘 6g、薄荷 6g、射干 6g。

3. 肝气郁结，蕴热化火

临床表现：口腔黏膜见灰白色网纹，或伴色素沉着，充血糜烂，有粗糙木涩感或灼热疼痛、刺痛，全身伴口苦咽干，胸胁胀痛，烦躁易怒，眩晕耳鸣，失眠多梦，女子月经失调；舌边尖红，舌苔黄或薄黄，脉弦或沉弦。

治法：疏肝解郁，清肝泻火。

代表方：丹栀逍遥散加减。

参考处方：当归 12g、白芍 12g、茯苓 12g、白术 12g、北柴胡 12g、牡丹皮 15g、炒栀子 12g、甘草 6g。

4. 肝肾阴虚，肌膜失养

临床表现：口腔黏膜干燥发红，有灰白网状花纹，发生于舌背的为略显淡蓝色的白色斑块，舌乳头萎缩；发生于牙龈时，则有充血或糜烂，夹杂白色网纹；伴有红肿疼痛，肌膜灼热，口干目涩，头晕目眩，失眠健忘，腰膝酸软，手足心热，月经量少推迟；舌质偏红，光滑少苔，脉沉细或细数。

治法：滋补肝肾，养阴清热。

代表方：知柏地黄丸加减。

参考处方：熟地黄 24g、山萸肉 12g、山药 12g、牡丹皮 9g、泽泻 9g、茯苓 9g、盐知母 6g、黄柏 6g。

第四节　牙髓炎

牙髓炎是指细菌或毒素侵入位于牙齿中心的牙髓引起的炎症。以自发性、阵发性、夜间疼痛为主要症状。临床常分为可复性牙髓炎、不可复性牙髓炎、牙髓变性和牙髓坏死。

辨证论治

1. 风寒外袭

临床表现：牙痛或轻或重，遇寒而发，遇冷痛增，得热则缓，或见恶寒肢冷，头痛，口淡不渴；舌质淡红，苔薄白，脉浮紧。

治法：疏风散寒，温经止痛。

代表方：苏叶散加减。

参考处方：紫苏子 10g、蝉蜕 10g、香薷 10g、白芷 10g、射干 5g、桔梗 5g、甘草 3g。

2. 风热上犯

临床表现：牙齿疼痛，呈阵发性，遇风发作，受热痛剧，遇冷痛减，牙龈红肿，或兼全身发热，口渴；舌质微红，苔白干或微黄，脉浮数。

治法：疏风清热止痛。

代表方：薄荷连翘方加减。

参考处方：金银花 30g、连翘 15g、生地黄 15g、牛蒡子 9g、知母 9g、淡竹叶 6g、薄荷 6g。

3. 胃火炽盛

临床表现：牙齿疼痛剧烈，遇冷痛缓，得热痛增，牙龈红肿较甚，或出血溢脓，肿连颊腮，伴发热疼痛，口渴口臭，便秘尿赤；舌质红，苔黄厚，脉洪数。

治法：清胃泻火，消肿止痛。

代表方：清胃散加减。

参考处方：生地黄 12g、当归 12g、牡丹皮 12g、黄连 9g、升麻 6g。

4. 虚火上炎

临床表现：牙齿隐隐作痛，或遇冷热刺激则痛，无刺激稍安，咬物无力，齿龈红肿不甚，腰膝酸软，眩晕耳鸣，咽干舌燥，五心烦热；舌质红，少苔，脉细数。检查见牙周组织萎缩，牙根外露，或牙齿松动。

治法：滋阴补肾，降火止痛。

代表方：知柏地黄汤加减。

参考处方：熟地黄 24g、山萸肉 12g、山药 12g、牡丹皮 9g、泽泻 9g、茯苓 9g、盐知母 6g、黄柏 6g。

第五节　牙周脓肿

牙周脓肿是因牙周炎晚期发展到深牙周袋引起的牙周组织局限性化脓性炎症。临床上多见有长期牙周炎病史。急性牙周脓肿疼痛剧烈，呈搏动性跳痛，患牙"浮起感"，患牙唇侧或腭侧牙龈半球形隆起、牙周袋内溢脓。慢性牙周脓肿多无明显症状，偶有咬合不适感。

辨证论治

1. 外邪侵袭，热毒搏结

临床表现：牙痈初起，疼痛逐渐加重，咬合时疼痛尤甚，发热恶寒，头痛，周身不适，口干，咳嗽痰多，小便黄；舌质红，苔薄黄，脉浮数，患牙叩击痛，局部红肿。

治法：疏风清热，消肿利齿。

代表方：银翘散合五味消毒饮加减。

参考处方：金银花30g、连翘30g、桔梗18g、薄荷18g、淡竹叶12g、甘草15g、荆芥12g、淡豆豉12g、牛蒡子18g、野菊花12g、天葵子12g、紫花地丁12g、蒲公英12g。

2. 阳明热盛，化腐成脓

临床表现：牙痛剧烈，胀痛或跳痛，痛引耳窍，患牙浮起伸长感，溃口溢脓，相应面颊部肿痛，可伴发热、恶寒、头痛；舌质红，苔黄，脉洪数或弦数。

治法：清热解毒，消肿止痛。

代表方：清胃散加减。

参考处方：生地黄 12g、当归 12g、牡丹皮 12g、黄连 9g、升麻 6g。

3. 正虚邪滞，疮口难敛

临床表现：牙痛不甚，反复流脓，身热不甚，咽干口渴，倦怠乏力，懒动少言；舌红或淡红，苔薄黄而干，脉细弱。患牙处形成瘘口，反复溢脓，疮口难收者，多属正虚邪滞证。

治法：补益气血，托里排脓。

代表方：托里消毒散。

参考处方：人参 9g、川芎 9g、白芍 9g、黄芪 9g、当归 9g、白术 9g、茯苓 9g、金银花 12g、白芷 6g、甘草 6g。

第六节　牙周病

牙周病包括牙龈炎症与牙周炎症两类急、慢性炎症，常见的有牙龈炎、牙龈肥大、坏死性龈炎、牙间乳头炎及牙周炎、牙周脓肿。

1. 胃火上攻，燔灼齿龈

临床表现：起病较急，牙龈红肿疼痛，龈齿间有脓血性分泌物渗出，口臭，喜冷饮，尿黄，便秘；舌红，苔黄厚，脉洪大或滑数。

治法：清胃泻火，消肿止痛。

代表方：清胃散加减。

参考处方：生地黄 12g、当归 12g、牡丹皮 12g、黄连 9g、升麻 6g。

2. 肾阴亏虚，虚火灼龈

临床表现：牙龈萎缩，龈缘微红、微肿、微痛，牙根宣露，牙齿松动，或有牙周出血溢脓，伴头晕耳鸣，咽干，腰酸，手足心热，夜寐不安；舌红苔少，脉细数。

治法：滋阴补肾，益精固齿。

代表方：六味地黄丸加减。

参考处方：熟地黄 24g、山萸肉 12g、山药 12g、牡丹皮 9g、泽泻 9g、茯苓 9g。

3. 气血不足，龈齿失养

临床表现： 牙龈萎缩，色淡白，齿缝龈袋或有微量稀脓渗出，牙根宣露，牙齿松动，咀嚼酸软乏力，刷牙吮吸时牙龈易出血，牙龈遇冷酸痛，面色萎黄，倦怠头晕；舌淡，苔薄白，脉细缓。

治法： 健脾益气，补血养龈。

代表方： 八珍汤加减。

参考处方： 当归 12g、川芎 12g、白芍 15g、熟地黄 15g、人参 9g、白术 15g、茯苓 15g、炙甘草 15g。

第三章 眼科疾病

第一节 麦粒肿

麦粒肿又称针眼、睑腺炎，是睫毛毛囊附近的皮脂腺或睑板腺的急性化脓性炎症。

辨证论治

对本病的治疗，原则上在未成脓时，应辨其风热或脾胃热毒上攻而分别施治，以达退赤消肿促其消散之目的。已成脓者，当促其溃脓或切开排脓，促其早日痊愈。

1. 风热外袭

临床表现：病初起，局部微有红肿痒痛，并伴有头痛、发热、全身不适；舌苔薄白，脉浮数。

治法：疏风清热。

代表方：银翘散加减。

参考处方：金银花 30g、连翘 30g、桔梗 18g、薄荷 18g、淡竹叶 12g、甘草 15g、荆芥 12g、淡豆豉 12g、牛蒡子 18g。

2. 热毒上攻

临床表现：眼睑局部红肿，硬结较大，灼热疼痛，伴有口渴喜饮，便秘溲赤，苔黄脉数。

治法：清热泻火解毒。

代表方：泻黄散合清胃散加减。

参考处方：广藿香6g、栀子3g、石膏9g、甘草6g、防风9g、生地黄6g、当归6g、牡丹皮6g、黄连9g、升麻6g。

3. 脾胃伏热或脾胃虚弱

临床表现：疖肿反复发作，但诸症不重。

治法：清解脾胃伏热，或扶正祛邪。

代表方：脾胃伏热者，宜选清脾散加减；脾胃虚弱者，宜选四君子汤。

参考处方：脾胃伏热者——白术12g、苍术12g、茯苓12g、清半夏9g、黄连9g、滑石12g、北柴胡9g、升麻6g、甘草6g、羌活12g。

脾胃虚弱者——人参、白术、茯苓各12g，甘草6g。

第二节　霰粒肿

霰粒肿是因睑板腺排出管道阻塞和分泌物潴留而形成的睑板腺慢性炎性肉芽肿，又称睑板腺囊肿，可在眼睑上触及坚硬肿块，但无疼痛，表面皮肤隆起。

辨证论治

肿核小型且静止者，可不作治疗，有的可以自消，不能自消者也无碍。若形态较大，影响外观，或有眼睑重坠感，或有溃破趋势者，当作治疗。

1. 痰湿阻结

临床表现： 较小型者无任何自觉症状，较大者可有眼睑重坠感。查局部，小型者望诊无异常，触诊可于胞睑中扪到坚硬而可推动、与皮肤不粘连的硬结。若渐长而较大者，除扪到圆形硬结外，相对应处睑皮肤可见隆起，或可见相对应的睑内呈青灰或紫红色；舌淡，苔薄白，脉缓。

治法： 化痰散结。

代表方：化坚二陈丸加减。

参考处方：陈皮 6g、清半夏 6g、僵蚕 12g、茯苓 12g、甘草 9g、黄连 9g。

2. 痰热阻结

临床表现：眼睑胀痛而痒，眼有沙涩感或睑肿难睁。查局部，轻者眼睑皮色微红，重者红肿，睑内红赤或紫红，甚则溃脓；舌红苔黄白，脉滑数。

治法：清热散结。

代表方：清胃散加减。

参考处方：生地黄 12g、当归 12g、牡丹皮 12g、黄连 9g、升麻 6g。

第三节　上睑下垂

上睑下垂是指由先天发育异常或后天疾病导致的一类眼睑疾病，表现为一侧或双侧上眼睑低垂，明显低于正常位置。

辨证论治

对先天性者，目前多采用手术治疗，然对轻症或不宜手术者，可采用中药试治。对后天性者，除辨证用药内服外，应重视针灸疗法的应用。

1. 命门火衰，脾阳不足

临床表现：自幼双眼下垂，无力抬举，视物时仰首举额张口，或以手提睑。

治法：温肾阳，益化源。

代表方：右归饮加减。

参考处方：熟地黄 9g、麸炒山药 6g、枸杞子 6g、炙甘草 6g、杜仲 6g、肉桂 6g、制附子 9g。

2. 脾虚失运，中气不足

临床表现：上睑下垂，晨起病轻，午后加重。症重者，眼珠转动不灵，视一为二，并有周身乏力，甚至吞咽困难。

治法：升阳益气。

代表方：补中益气汤加减。

参考处方：黄芪 18g、人参 6g、炙甘草 9g、当归 6g、陈皮 6g、升麻 6g、北柴胡 6g、白术 9g。

第四节　泪囊炎

泪囊炎是由于各种原因导致的鼻泪管狭窄或者堵塞，泪囊内泪液潴留，刺激泪囊黏膜引起泪囊感染和炎症反应。

辨证论治

1. 风热停留

临床表现： 大眦头皮色如常，或睛明穴下方稍显隆起，按之不痛，但见有少量浊黏泪液自泪窍溢出，或按之而出。自觉隐涩不舒，时而泪出，或时觉有涎水黏睛。

治法： 疏风清热。

代表方： 白薇丸加减。

参考处方： 白薇 9g、车前子 9g、泽兰 6g、桃仁 6g、白芷 15g、石膏 15g、藁本 15g、栀子 12g、蛇床子 3g、茯苓 6g、龙骨 6g、陈皮 6g。

2. 心脾湿热

临床表现： 大眦头微红，稠黏脓液常自泪窍溢出，浸渍睑眦，拭之又生，尿赤；苔黄腻。

治法：清心利湿。

代表方：竹叶泻经汤加减。

参考处方：北柴胡 6g、栀子 6g、羌活 6g、升麻 6g、甘草 6g、赤芍 6g、决明子 6g、茯苓 6g、车前子 6g、黄芩 6g、黄连 6g、大黄 6g、淡竹叶 10g、泽泻 6g。

3. 正虚邪恋

临床表现：漏睛日久，大眦头不红不肿，按之不痛，唯清稀浊液自泪窍沁沁而出，绵绵不已，头晕乏力；苔薄，脉细弱。

治法：扶正托毒。

代表方：治风黄芪汤加减。

参考处方：黄芪 30g，防风、远志、地骨皮、人参、茯苓各 12g，大黄 6g。

第五节 结膜炎

结膜炎是指因为细菌、病毒、衣原体病原微生物感染，以及物理和化学刺激、过敏反应导致结膜出现炎症的一类疾病。

（一）急性结膜炎

辨证论治

1. 风重于热

临床表现：眼睑肿胀，白睛红赤，痒痛兼作，粟粒丛生，畏光多泪，全身多伴有头痛鼻塞，恶风发热；舌苔薄白或微黄，脉浮数。

治法：疏风解表，兼以清热。

代表方：羌活胜风汤加减。

参考处方：白术 12g、枳壳 12g、羌活 15g、川芎 15g、白芷 12g、独活 15g、防风 12g、前胡 12g、桔梗 12g、薄荷 9g、荆芥 12g、甘草 6g、北柴胡 6g、黄芩 9g。

2. 热重于风

临床表现：白睛浮肿，赤痛较重，眼睑红肿，眵多胶结，重者可见灰白色伪膜附着，热泪如汤，怕热畏光，全身并见口渴尿黄，甚则可有大便秘结，烦躁不宁；苔黄，脉数。

治法：清热泻火，兼以疏风。

代表方： 泻肺饮加减。

参考处方： 防风 12g、黄芩 12g、白芍 12g、桔梗 12g、大黄 6g。

3. 风热并重

临床表现： 白睛赤肿，疼痛而痒，恶热畏光，泪多眵结，伴有头痛鼻塞，恶寒发热，便秘溲赤，口渴思饮；舌红，苔黄，脉数有力。

治法： 祛风清热，表里双解。

代表方： 防风通圣散加减。

参考处方： 防风 6g、川芎 6g、当归 6g、白芍 6g、大黄 6g、薄荷 6g、麻黄 6g、连翘 6g、玄明粉 6g、石膏 12g、黄芩 12g、桔梗 12g、甘草 10g、荆芥 6g、白术 6g、栀子 6g。

（二） 春季卡他性结膜炎

辨证论治

1. 风热犯目

临床表现： 眼内奇痒，灼热微痛，睑内遍生颗粒，状如小卵石，遇风吹日晒或近火熏灼，病情加重，且有泪出。

治法：祛风清热，活血消滞。

代表方：四物汤加减。

参考处方：熟地黄12g、白芍9g、当归9g、川芎6g、牡丹皮12g、炒栀子9g、菊花9g、黄芩6g。

2. 脾胃湿热，兼受风邪

临床表现：眼内奇痒尤甚，泪多眵稠，眼睑沉重，白睛微黄，色泽污秽，甚则黑白睛交界处呈胶状隆起；亦可伴睑内遍生颗粒，状如小石排列，兼见小便短赤；舌苔黄腻，脉滑数。

治法：祛风清热。

代表方：防风通圣散加减。

参考处方：防风6g、川芎6g、当归6g、白芍6g、大黄6g、薄荷6g、麻黄6g、连翘6g、玄明粉6g、石膏12g、黄芩12g、桔梗12g、甘草10g、荆芥6g、白术6g、栀子6g。

3. 肝血不足，虚风内动

临床表现：眼痒势轻，时作时止，白睛稍显污红，或无明显见症，爪甲不荣，夜寐多梦；舌淡，苔白，脉弦细。

治法：补养肝血，息风止痒。

代表方：四物汤加减。

参考处方：熟地黄 12g、白芍 9g、当归 9g、川芎 6g。

第六节　单纯疱疹病毒性角膜炎

单纯疱疹病毒感染引起的角膜炎症称为单纯疱疹病毒性角膜炎，简称单纯疱疹性角膜炎。

辨证论治

1. 风热上犯

临床表现：黑睛骤生星翳，抱轮红赤，畏光隐涩，发热恶寒，热重寒轻，咽痛；舌苔薄黄，脉浮数。

治法：疏风散热。

代表方：银翘散加减。

参考处方：金银花 30g、连翘 30g、桔梗 18g、薄荷 9g、淡竹叶 12g、甘草 15g、荆芥 12g、淡豆豉 12g、牛蒡子 18g。

2. 风寒犯目

临床表现：黑睛星翳，抱轮微红，流泪畏光，恶寒发热，寒重热轻；舌苔薄白，脉浮紧。

治法：发散风寒。

代表方：荆防败毒散加减。

参考处方：荆芥 9g、防风 9g、茯苓 9g、独活 9g、北柴胡 9g、枳壳 9g、羌活 9g、桔梗 9g、甘草 6g。

3. 肝火炽盛

临床表现：星翳渐次扩大加深，白睛混赤，胞睑红肿，畏光流泪，头痛溲赤，口苦；苔黄，脉弦数。

治法：清肝泻火。

代表方：龙胆泻肝汤加减。

参考处方：龙胆 6g、黄芩 9g、炒栀子 9g、泽泻 12g、车前子 9g、当归 6g、熟地黄 9g、北柴胡 6g、甘草 6g。

4. 湿热蕴蒸

临床表现：黑睛星翳，反复发作，缠绵不愈，头重胸闷，溲黄便溏，口黏；舌红，苔黄腻，脉濡。

治法：化湿清热。

代表方：三仁汤加减。

参考处方：苦杏仁 9g、法半夏 12g、滑石 18g、薏苡仁 18g、通草 6g、淡竹叶 6g、厚朴 6g。

5. 阴虚邪恋

临床表现：病情日久，迁延不愈，星翳疏散，抱轮微红，畏光较轻，眼内干涩不适；舌红少津，脉细或数。

治法：滋阴散邪。

代表方：地黄丸加减。

参考处方：熟地黄 24g、山萸肉 12g、山药 12g、牡丹皮 9g、泽泻 9g、茯苓 9g。

第七节　角膜溃疡

角膜溃疡是指角膜发生组织降解的炎性病变，一般分为感染性和非感染性角膜溃疡。多数角膜溃疡具有畏光、流泪、疼痛、眼睑痉挛、视力下降症状，可见眼睛充血发红、角膜浸润水肿溃疡。

（一）非感染性角膜溃疡

1. 肺肝风热

临床表现：黑睛骤起白翳，中间低陷，状如花瓣，或如鱼鳞，但未扩展串联，畏光流泪，红赤疼痛；舌红，苔薄黄，脉数。

治法：疏风清热。

代表方：加味修肝散加减。

参考处方：羌活9g、防风12g、桑螵蛸9g、栀子12g、薄荷6g、当归15g、赤芍15g、甘草6g、麻黄6g、连翘9g、菊花9g、木贼12g、蒺藜12g、川芎15g、大黄9g、黄芩15g、荆芥12g。

2. 热炽腑实

临床表现：翳从四周蔓生，迅速扩展串联，漫掩瞳神，或翳厚色黄，中间低陷，瞳神紧小，黄液上冲，白睛混赤，眼睑红肿，泪热眵多，头目剧痛，发热口渴，溲赤便结；舌红，苔黄厚，脉数。

治法：泻热通腑。

代表方：泻肝散。

参考处方：苍术、枳壳、赤芍、当归、川芎、黄连、北柴胡、香附各 12g，大黄、玄明粉、甘草各 6g。

（二）感染性角膜溃疡

辨证论治

1. 风热壅盛

临床表现：黑睛起翳如星，边缘不清，表面污浊，如覆薄脂，抱轮红赤，畏光流泪，珠痛头痛，视力下降；舌红，苔薄黄，脉浮数。

治法：祛风清热。

代表方：新制柴连汤加减。

参考处方：北柴胡 10g、黄连 5g、黄芩 10g、赤芍 10g、蔓荆子 10g、栀子 10g、龙胆 5g、甘草 5g、荆芥 5g、防风 5g。

2. 里热炽盛

临床表现：凝脂大片，窟陷深大，黄液上冲，白睛混赤臃肿，眼睑红肿，畏光难睁，热泪频流，眵多色黄或黄绿，或发热口渴，溲赤便秘；舌红，苔黄厚，脉数有力。

治法： 清热泻火解毒。

代表方： 四顺清凉饮子加减。

参考处方： 当归 15g、龙胆 9g、黄芩 15g、桑白皮 15g、车前子 15g、生地黄 12g。

3. 正虚邪留

临床表现： 翳上凝脂，渐见减薄，但日久不敛，白睛红赤不显，眼痛、畏光较轻；舌淡，脉弱。

治法： 扶正祛邪。

代表方： 托里消毒散。

参考处方： 人参 9g、川芎 15g、白芍 15g、黄芪 15g、当归 15g、白术 12g、茯苓 12g、金银花 15g、白芷 6g、甘草 6g。

第八节　虹膜睫状体炎

虹膜睫状体炎是指虹膜的炎症连累相邻的睫状体。急性发作时多表现为眼部剧烈疼痛、畏光、流泪、视力明显下降，慢性发作则多无明显表现。

辨证论治

1. 肝经风热

临床表现：起病较急，瞳神紧小，眼珠坠痛，视物模糊，畏光流泪，抱轮红赤，神水混浊，黄仁晦暗，纹理不清，伴见头痛发热，口干；舌红，苔薄白或薄黄，脉浮数。

治法：祛风清热。

代表方：新制柴连汤加减。

参考处方：北柴胡 10g、黄连 5g、黄芩 10g、赤芍 10g、蔓荆子 10g、栀子 10g、龙胆 5g、川木通 5g、甘草 5g、荆芥 5g、防风 5g。

2. 肝胆火炽

临床表现：瞳神甚小，珠痛拒按，痛连眉棱、颞颧，抱轮红甚，神水混浊，黑睛之后或见血液沉积，或有黄液上冲，伴见口苦咽干，烦躁易怒；舌红，苔黄，脉弦数。

治法：清泻肝胆。

代表方：龙胆泻肝汤加减。

参考处方：龙胆 6g、黄芩 9g、炒栀子 9g、泽泻 12g、川木通 6g、车前子 9g、当归 6g、熟地黄 9g、北柴胡 6g、甘草 6g。

3. 风湿夹热

临床表现：发病或急或缓，瞳神紧小或偏缺不圆，目赤痛，眉棱、颞颥闷痛，视物昏朦，或黑花自见，神水混浊，黄仁纹理不清，常伴有头重胸闷，肢节酸痛；舌苔黄腻，脉弦数或濡数。

治法：祛风除湿清热。

代表方：抑阳酒连散加减。

参考处方：生地黄 9g、独活 9g、黄柏 9g、防风 9g、知母 9g、蔓荆子 12g、前胡 12g、羌活 12g、白芷 12g、黄芩 15g、寒水石 15g、栀子 15g、黄连 9g、防己 9g。

4. 肝肾阴虚

临床表现：病势较缓和或病至后期，眼干涩不适，视物昏花，赤痛时轻时重，反复发作，瞳神多见干缺不圆，兼见头晕失眠，五心烦热，口燥咽干；舌红，少苔，脉细而数。

治法：滋养肝肾。

代表方：杞菊地黄丸加减。

参考处方：熟地黄 24g、山萸肉 12g、山药 12g、牡丹皮 9g、泽泻 9g、茯苓 9g、枸杞子 9g、菊花 9g。

第九节　玻璃体混浊

玻璃体混浊又称飞蚊症。先天残留于玻璃体内的胚胎细胞或组织，视网膜或葡萄膜的出血侵入玻璃体内，高血压、糖尿病、葡萄膜炎的出血或渗出物侵入玻璃体内，老年人高度近视眼的玻璃体变性，均可导致玻璃体液化而混浊。其他如眼外伤、眼内异物存留、寄生虫或肿瘤也可发生玻璃体混浊。

辨证论治

1. 湿热蕴蒸

临床表现：自觉视物昏朦，眼前黑影游动如蚊蝇飞舞。检视眼内，玻璃体有尘状或点状混浊。头重胸闷，心烦口苦；苔黄，脉濡数。

治法：宣化畅中，清热利湿。

代表方：三仁汤加减。

参考处方：苦杏仁 12g、滑石 18g、薏苡仁 18g、通草 6g、淡竹叶 6g、厚朴 6g。

2. **脾虚湿困**

临床表现：自觉视物昏朦，黑花飞舞。检视玻璃体可见尘状或点状混浊。面白或萎黄，食少痰多，神倦乏力；舌质淡嫩，苔白，脉濡。

治法：健脾益气，渗湿化痰。

代表方：六君子汤加减。

参考处方：陈皮 12g、清半夏 9g、茯苓 12g、甘草 6g、人参 6g、白术 9g。

3. **虚火伤络**

临床表现：自觉眼前黑花飞舞，视力缓降或急降。检视玻璃体，可见点状或絮状、团块状混浊，或见眼底有出血性病变。伴头晕耳鸣，心烦少寐，口燥咽干；舌红，少苔，脉弦细数。

治法：滋阴凉血，止血化瘀。

代表方：宁血汤加减。

参考处方：当归 12g、赤芍 9g、熟地黄 15g、生地黄 9g、牡丹皮 6g、地骨皮 15g、北沙参 9g、甘草 3g。

4. 气滞血瘀

临床表现：眼前自见黑花，视力下降，玻璃体混浊呈点状、絮状或团块状，或可见眼底静脉迂曲扩张，视网膜上有片状出血，伴情志不舒，胸闷胁胀，口苦；舌苔黄，或舌上有瘀斑，脉弦紧或涩。

治法：疏肝理气，化瘀止血。

代表方：血府逐瘀汤加减。

参考处方：当归 12g、生地黄 18g、桃仁 12g、红花 9g、枳壳 6g、北柴胡 6g、川芎 12g、牛膝 9g、赤芍 6g、桔梗 9g、甘草 6g。

5. 肝肾亏损

临床表现：视物昏朦，或能近怯远，眼前黑花飞舞。检视眼内，玻璃体混浊，或眼动时玻璃体动荡明显，伴见头晕耳鸣，腰酸遗泄，口燥咽干，脉细无力。

治法：补益肝肾。

代表方：明目地黄丸加减。

参考处方：熟地黄 15g、酒萸肉 12g、泽泻 9g、牡丹皮 6g、茯苓 6g、山药 9g、当归 6g、川芎 6g、麦冬 9g、石斛 9g。

第十节　近视

近视是屈光不正的一种。当眼在调节放松状态下，平行光线进入眼内，其聚焦在视网膜之前，这导致视网膜上不能形成清晰像，称为近视。

辨证论治

1. 心阳不足

临床表现：视近清楚，视远模糊。全身无明显不适，或面色㿠白，心悸神疲；舌淡，脉弱。

治法：补心益气，安神定志。

代表方：定志丸加减。

参考处方：人参 9g、茯苓 9g、石菖蒲 9g、远志 9g、龙齿 9g、炒酸枣仁 9g、麦冬 9g、乳香 9g。

2. 肝肾两虚

临床表现：视近怯远，眼前黑花渐生，伴有头晕耳鸣，夜眠多梦，腰膝酸软；脉细。

治法：滋补肝肾，益精养血。

代表方：杞菊地黄丸加减。

参考处方：熟地黄 24g、山萸肉 12g、山药 12g、牡丹皮 9g、泽泻 9g、茯苓 9g、枸杞子 9g、菊花 9g。

第十一节　远视

远视指平行光束经过调节放松的眼球折射后成像于视网膜之后的一种屈光状态，当眼球的屈光力不足或其眼轴长度不足时就产生远视。

辨证论治

肝肾两虚

临床表现：视远清楚，视近模糊，或视远近皆模糊不清。全身可无明显不适，或见肝肾亏虚之脉症。

治法：补益肝肾。

代表方：杞菊地黄丸加减。

参考处方：熟地黄 24g、山萸肉 12g、山药 12g、牡丹皮 9g、泽泻 9g、茯苓 9g、枸杞子 9g、菊花 9g。

第十一节　白内障

白内障是指晶状体透明度降低或者颜色改变所导致的光学质量下降的退行性改变。

辨证论治

1. 肝肾不足

临床表现：视觉昏朦，眼前有黑色障碍，视力减退，最终瞳神出现乳白色或者棕黄色混浊，伴有头晕耳鸣、腰足酸痛、五心烦热；舌红，脉细数。

治法：滋补肝肾。

代表方：右归丸加减。

参考处方：熟地黄 24g、麸炒山药 12g、枸杞子 12g、菟丝子 12g、鹿角胶 12g、盐杜仲 12g、肉桂 6g、当归 9g、制附子 6g。

2. 脾虚气弱

临床表现：视物模糊，眼睛酸涩不舒，视力减退，纳差，面色萎黄，消瘦、便溏；舌淡，苔白，脉沉细。

治法：补脾益气。

代表方：补中益气汤加减。

参考处方：黄芪 18g、人参 6g、甘草 9g、当归 6g、陈皮 6g、升麻 6g、北柴胡 6g、白术 9g。

3. 肝热上扰

临床表现：视觉昏朦，头疼目涩，口苦咽干，面目赤；舌红，苔黄，脉弦数。

治法：清热平肝。

代表方：石决明散加减。

参考处方：石决明 30g、石膏 30g、黄连 6g、菊花 6g、甘草 6g。

骨 科 ◀◀◀

第一节　颈椎病

颈椎病是由于颈椎椎间盘退变、颈椎钩椎关节及其相关的肌肉、韧带、筋膜所发生的退行性改变，刺激或压迫了相应的脊髓、神经、血管组织，由此产生的一系列临床症状和体征，又称颈椎综合征。

辨证论治

1. 风寒痹阻

临床表现：颈、肩、上肢窜痛麻木，以痛为主，头有沉重感，颈部僵硬，活动不利，恶寒畏风；舌淡红，苔薄白，脉弦紧。

治法：祛风散寒，祛湿通络。

代表方：羌活胜湿汤加减。

参考处方：羌活 15g、独活 15g、藁本 12g、防风 12g、甘草 6g、蔓荆子 12g、川芎 15g。

2. 血瘀气滞

临床表现：颈肩部、上肢刺痛，痛处固定，伴有肢体麻木；舌质暗，脉弦。

治法：行气活血，通络止痛。

代表方：桃红四物汤合活络效灵丹加减。

参考处方：白芍 9g、当归 9g、桃仁 9g、红花 6g、川芎 9g、熟地黄 12g、丹参 15g、乳香 15g、没药 15g。

3. 痰湿阻络

临床表现：头晕目眩，头重如裹，四肢麻木，纳呆；舌暗红，苔厚腻，脉滑细。

治法：祛湿化痰，通络止痛。

代表方：半夏白术天麻汤加减。

参考处方：清半夏 9g、天麻 6g、茯苓 12g、化橘红 6g、白术 12g、甘草 3g。

4. 肝肾不足

临床表现：颈项疼痛伴有腰膝酸软、眩晕头痛，耳鸣耳聋，失眠多梦，肢体麻木，面色乏华；舌淡，苔少，脉细弦。

治法：补益肝肾，通络止痛。

代表方：金匮肾气丸加减。

参考处方：制附子 6g、桂枝 6g、熟地黄 24g、山药 12g、茯苓 9g、牡丹皮 9g、泽泻 9g。

5. 气血亏虚

临床表现：头晕目眩，面色苍白，心悸气短，四肢麻木，倦怠乏力；舌淡，苔少，脉细弱。

治法：益气温经，和血通痹。

代表方：人参养荣汤加减。

参考处方：白芍 15g、当归 15g、陈皮 12g、黄芪 12g、肉桂 12g、人参 9g、白术 12g、甘草 9g、熟地黄 12g、五味子 6g、远志 12g

第二节　腰椎间盘突出症

腰椎间盘突出症是由于腰椎间盘各部分（髓核、纤维环及软骨板），尤其是髓核，有不同程度的退行性改变后，椎间盘的纤维环破裂，髓核组织从破裂之处突出（或脱出）于后方或椎管内，导致相邻脊神经根或马尾神经遭受刺激或压迫，从而产生以腰部疼痛，一侧下肢或双下肢麻木、疼痛等一系列临床症状为主的一种疾病。

1. 肾精亏损，筋骨失养

临床表现：腰背腿酸无力，疼痛绵绵，喜揉喜按，遇劳则重，休息减轻，反复发作，或有耳鸣耳聋，运动迟缓，足萎失用。若伴失眠多梦，五心烦热，潮热盗汗，颧红咽干；舌红，少苔，脉细数无力，为肾阴不足。若伴畏寒肢冷，下肢尤甚，少腹拘急，面色㿠白；舌淡而润，脉沉弱，为偏肾阳虚。

治法：补肾益精，强筋健骨。

代表方：肾阴不足者用六味地黄丸加减；肾阳不足者用金匮肾气丸加减。

参考处方：肾阴不足者——熟地黄24g、山萸肉12g、山药12g、牡丹皮9g、泽泻9g、茯苓9g。

肾阳不足者——制附子3g、桂枝3g、生地黄24g、山药12g、茯苓9g、牡丹皮9g、泽泻9g。

2. 跌仆闪伤，气血瘀滞

临床表现：腰背腿痛如刺，痛有定处，轻则俯仰不便，重则因痛剧而不能转侧，痛处拒按。若病久者，病势稍缓，经久不愈，可时发时止，遇劳或闪挫，病势增剧，或面见黧黑，唇甲青紫；舌质淡紫或紫暗，或有瘀点瘀斑，脉细涩或沉弦。若新病者，为急性跌仆闪挫所致，病势剧烈痛处如锥刺刀割，或腰痛微热，轻则扶腰跛行，重则行动不能，面部苦痛皱眉；舌淡紫或无变化，脉弦紧或沉涩。

治法：活血化瘀。

代表方：桃红四物汤加减。

参考处方：白芍 9g、当归 9g、桃仁 9g、红花 6g、川芎 9g、熟地黄 12g。

3. 日久内侵，阻遏经络

临床表现：腰背腿冷痛重着，转侧不利，行动迟缓，遇寒湿则加重，得温热则缓解，虽静卧、休逸则疼痛亦难缓解，甚则加重，其病史一般长，且渐渐加重；舌苔白腻，脉沉迟。偏于寒者，痛处剧烈，筋脉拘急；偏于湿者，身重，肌肤不仁。上症寒湿郁久，可化湿热，则见痛处觉热，遇热、遇湿则疼痛加重，活动后或可减轻，小便赤短；舌红，苔腻，脉濡数。此为寒湿之证。

治法：祛邪通络。

代表方：独活寄生汤加减。

参考处方：独活 9g、桑寄生 6g、杜仲 6g、牛膝 6g、细辛 6g、秦艽 6g、茯苓 6g、肉桂心 6g、防风 6g、川芎 6g、人参 6g、甘草 6g、当归 6g、白芍 6g、生地黄 6g。

第三节　肩周炎

肩关节是以肩关节疼痛和活动不便为主要症状的常见病症。本病早期肩关节呈阵发性疼痛，常因天气变化及劳累而诱发，以后逐渐发展为持续性疼痛，并逐渐加重，昼轻夜重，夜不能寐，不能向患侧侧卧，肩关节向各个方向的主动和被动活动均受限。肩部受到牵拉时，可引起剧烈疼痛。肩关节可有广泛压痛，并向颈部及肘部放射，还可出现不同程度的三角肌的萎缩。

辨证论治

1. 风寒侵袭

临床表现：肩部疼痛较轻，病程较短，疼痛局限于肩部，多为钝疼或隐痛，或有麻木感，不影响上肢活动，局部发凉，得暖或抚摩则痛减；舌苔白，脉浮或紧。此多为肩周炎早期。

治则：祛风散寒，通络止痛。

代表方：蠲痹汤加减。

参考处方：黄芪9g、当归9g、羌活9g、姜黄9g、白芍9g、防风9g、生姜9g、甘草3g。

2. 寒湿凝滞

临床表现：肩部及周围筋肉疼痛剧烈或向远端放射，昼轻夜甚，病程较长，因痛而不能举肩，肩部感寒冷，麻木，沉重，畏寒，得暖稍减；舌淡胖，苔白腻，脉弦滑。

治则：散寒除湿，化瘀通络。

代表方：乌头汤加减。

参考处方：麻黄9g、黄芪9g、白芍9g、甘草9g、川乌6g。

3. 瘀血阻络

临床表现：外伤后或久病肩痛，痛有定处，局部疼痛剧烈，呈针刺样，拒按，肩活动受限，或局部肿胀，皮色紫暗；舌质紫暗，脉弦涩。

治则：活血化瘀，通络止痛。

代表方：活络效灵丹合桃红四物汤加减。

参考处方：当归 15g、丹参 15g、乳香 15g、没药 15g、白芍 9g、桃仁 9g、红花 6g、川芎 9g、熟地黄 12g。

4. 气血亏虚

临床表现：肩部酸痛麻木，肢体软弱无力，肌肤不泽，神疲乏力，或局部肌肉挛缩，肩峰突起；舌质淡，脉细弱无力。

治则：益气养血，祛风通络。

代表方：秦桂四物汤。

参考处方：秦艽 12g、桂枝 12g、当归 12g、川芎 10g、白芍 12g、生地黄 12g、黄芪 15g。

第四节　骨质疏松症

骨质疏松症是一种以骨量下降，骨微结构破坏，导致以骨关节疼痛、驼背、身材缩短、易发生骨折为特征的全身性骨病。

1. 肾阳虚

临床表现：腰背冷痛，酸软乏力，驼背弯腰，活动受限，畏寒喜暖，遇冷加重，尤以下肢为甚，小便频数；舌淡，苔白，脉弱。

治法：补肾壮阳，强筋健骨。

代表方：右归丸加减。

参考处方：熟地黄 24g、麸炒山药 12g、枸杞子 12g、菟丝子 12g、鹿角胶 12g、盐杜仲 12g、肉桂 6g、当归 9g、制附子 6g。

2. 肝肾阴虚

临床表现：腰膝酸痛，手足心热，下肢抽筋，驼背弯腰，两目干涩，形体消瘦，眩晕耳鸣，潮热盗汗，失眠多梦；舌红，少苔，脉细数。

治法：滋补肝肾，填精壮骨。

代表方：六味地黄丸加减。

参考处方：熟地黄 24g、山萸肉 12g、山药 12g、牡丹皮 9g、泽泻 9g、茯苓 9g。

3. 脾肾阳虚

临床表现：腰膝冷痛，食少便溏，腰膝酸软，双膝行走无力，弯腰驼背，畏寒喜暖，腹胀，面色㿠白；舌淡胖，苔白滑，脉沉迟无力。

治法：补益脾肾，强筋壮骨。

代表方：补中益气汤合金匮肾气丸加减。

参考处方：黄芪 18g、人参 6g、甘草 9g、当归 3g、陈皮 6g、升麻 6g、北柴胡 6g、白术 9g、制附子 6g、桂枝 6g、熟地黄 24g、山药 12g、茯苓 9g、牡丹皮 9g、泽泻 9g。

4. 肾虚血瘀

临床表现：腰脊刺痛，腰膝酸软，下肢痿弱，步履艰难，耳鸣；舌质淡紫，脉细涩。

治法：补肾强骨，活血化瘀。

代表方：补肾活血汤加减。

参考处方：熟地黄 15g、杜仲 15g、枸杞子 12g、补骨脂 9g、菟丝子 10g、当归 15g、没药 12g、山萸肉 6g、红花 12g、独活

15g、肉苁蓉 12g。

5. 脾胃虚弱

临床表现：腰背酸痛，体瘦肌弱，食少纳呆，神疲倦怠，大便溏泄，面色萎黄；舌质淡，苔白，脉细弱。

治法：益气健脾，补益脾胃。

代表方：参苓白术散加减。

参考处方：莲子 9g、砂仁 6g、白扁豆 12g、茯苓 15g、白术 15g、桔梗 6g、人参 15g、山药 15g、薏苡仁 9g、甘草 10g。

6. 血瘀气滞

临床表现：骨节刺痛，痛有定处，痛处拒按，筋肉挛缩，多有骨折史；舌质紫暗，有瘀点或瘀斑，脉涩或弦。

治法：理气活血，化瘀止痛。

代表方：身痛逐瘀汤加减。

参考处方：桃仁 12g、红花 12g、当归 9g、五灵脂 6g、地龙 6g、川芎 6g、没药 6g、香附 3g、羌活 3g、秦艽 3g、牛膝 9g、甘草 6g。

第五节 骨关节炎

骨关节炎是一种以关节软骨退行性变引发关节的无菌性炎症，继发软骨剥脱、缺损，表现为关节疼痛、肿大、活动受限。

辨证论治

1. 风寒湿痹

临床表现：肢体、关节酸痛，关节屈伸不利，局部皮色不红，触之不热，得热痛减，遇寒加重，活动时疼痛加重；舌苔薄白或白滑，脉弦或紧或涩。

治法：祛风、散寒、逐湿、补肝肾，活血通络止痛。

代表方：三痹汤加减。

参考处方：防风9g、羌活9g、秦艽9g、薏苡仁30g、当归12g、制川乌6g、制草乌6g、甘草6g。

2. 瘀血痹阻

临床表现：痹痛日久，患处刺痛，疼痛较剧，痛有定处或痛而麻木，屈伸困难，反复发作，骨关节僵硬变形，关节及周围呈黯瘀色；舌体暗紫或有瘀点、瘀斑，脉细涩。

治法：活血化瘀，通络止痛。

方药：身痛逐瘀汤加减。

参考处方：桃仁 12g、红花 12g、当归 9g、五灵脂 6g、地龙 6g、川芎 15g、没药 6g、香附 6g、羌活 12g、秦艽 12g、牛膝 9g、甘草 6g。

3. 肝肾亏虚

临床表现：关节隐痛，腰膝酸软无力，遇劳更甚；舌红，少苔，脉细弱。

治法：滋补肝肾。

代表方：偏阴虚者左归丸加减，偏阳虚者右归丸加减。

参考处方：偏阴虚——熟地黄 24g、山药 12g、枸杞子 12g、山萸肉 12g、川牛膝 9g、菟丝子 12g、鹿角胶 12g、龟甲胶 12g。

偏阳虚——熟地黄 24g、山药 12g、枸杞子 12g、山萸肉 12g、菟丝子 12g、鹿角胶 12g、杜仲 12g、肉桂 6g、当归 12g、附子 6g。

4. 湿热蕴结

临床表现：关节红肿灼热、疼痛，痛不可触，得冷则舒，可伴全身发热或皮肤红斑；舌红，苔黄，脉滑数。

治法：清热利湿，通络止痛。

代表方：四妙散加减。

参考处方：苍术 12g、牛膝 12g、黄柏 20g、薏苡仁 20g。

第六节　坐骨神经痛

坐骨神经痛是以坐骨神经走行区域疼痛为主要临床表现的一类疾病。

辨证论治

1. 风寒袭络

临床表现：多见一侧下肢疼痛，由臀部向大腿、小腿及足部放射。活动、受凉后加重，钝痛并发作性加剧，发作时疼痛可为烧灼与刀割样，夜间常加重，伴有腰冷、肢冷、得温痛缓；舌苔薄白，脉沉细或弦紧。

治法：祛风散寒，通络止痛。

基层医师掌中宝

代表方：小活络丹加减。

参考处方：制川乌6g、制草乌6g、地龙6g、制天南星6g、乳香6g、没药6g。

2. 气血瘀滞

临床表现：大多有外伤和扭挫伤史，发病急而痛剧，或一侧腿痛，绵绵不已，下肢麻木，屈伸不利，痛点固定不移，触压痛剧，入夜甚；舌质紫暗或舌尖有瘀斑、瘀点，脉弦涩或细涩。

治法：行气活血，化瘀止痛。

代表方：桃红四物汤加减。

参考处方：白芍9g、当归9g、桃仁9g、红花6g、川芎9g、熟地黄12g。

3. 湿热蕴络

临床表现：除腰腿痛外，疼痛处常伴有灼热感，兼口干或口苦，大便干结，小便短赤；舌质红，苔黄或黄腻，脉濡数或弦数。多见于坐骨神经痛的急性期和亚急性期。

治法：清化湿热，通络止痛。

代表方：四炒丸加减。

参考处方：黄柏20g、苍术12g、薏苡仁 20g、牛膝 12g。

4. 肝肾两虚

临床表现：一侧腿痛，咳嗽、喷嚏或用力时疼痛加重，呈放射性疼痛，有时肢体麻木，小腿发凉，畏寒喜温；舌质淡，苔白，脉细或沉数。

治法：温肾养肝，疏散风寒。

代表方：独活寄生汤加减。

参考处方：独活 9g、桑寄生 6g、杜仲 6g、牛膝 6g、细辛 6g、秦艽 6g、茯苓 6g、肉桂心 6g、防风 6g、川芎 6g、人参 6g、甘草 6g、当归 6g、白芍 6g、熟地黄 6g。

第七节　肱骨外上髁炎

肱骨外上髁是一种前臂伸肌止点的慢性牵拉伤导致肘关节外上髁局限性疼痛，并影响臂腕功能的慢性劳损性疾病，因网球运动员较常见，故又称"网球肘"。

1. 风寒阻络

临床表现：肘关节外侧局部酸痛不适，得温痛减，遇寒加重，局部皮温不高；舌淡，苔薄白，脉弦紧。

治法：散寒通络，祛风除湿

代表方：蠲痹汤加减。

参考处方：黄芪 9g、当归 9g、羌活 9g、姜黄 9g、白芍 9g、防风 9g、生姜 9g、甘草 3g。

2. 气虚血瘀

临床表现：肘关节外侧疼痛症状反复发作，疼痛范围局限且固定；舌质紫暗，有瘀斑，脉细涩。

治法：益气养血，强筋壮骨。

代表方：骨六方加减。

参考处方：当归 5g、桂枝 5g、桑寄生 30g、制何首乌 20g、黄芪 20g、酒黄精 30g、续断 15g、熟地黄 15g、党参 20g、骨碎补 15g。

3. 肝血不足

临床表现：肘关节外侧隐痛，自觉关节活动拘急不利，喜揉喜按，面色微黄，爪甲失荣；舌淡，苔白，脉弦细。

治法：养血荣筋，柔肝止痛。

代表方：养血柔肝汤加减。

参考处方：当归 15g、熟地黄 20g、阿胶 12g、白芍 15g、肉桂 10g、枸杞子 12g、党参 20g、鸡血藤 20g、黄芪 15g、灵芝 15g、桂枝 10g、甘草 10g。

4. 肝肾亏损

临床表现：肘关节疼痛症状时轻时重，晨起、过劳尤甚，屈伸不利，腰膝酸软；舌淡红，苔薄白，脉沉细弱。

治法：培补肝肾，强筋止痛。

代表方：二仙汤加减。

参考处方：仙茅 9g、淫羊藿 9g、当归 9g、巴戟天 9g、黄柏 6g、知母 6g。

第八节 屈肌腱腱鞘炎

屈肌腱腱鞘炎是指手指屈肌腱腱鞘内因反复摩擦致使鞘管肥厚狭窄引起的病症，表现为手指局部疼痛、屈伸活动不利，又称"弹响指""扳机指"。

辨证论治

1. 气滞血瘀

临床表现：因局部劳作过度，积劳伤筋，或受寒凉，导致气血凝滞，气血不能濡养经筋而致局部充血水肿，患者不能屈曲，用力伸屈时疼痛，并出现弹跳动作，兼见口渴，尿赤，便秘；舌质红或有瘀斑，苔黄，脉浮数或脉浮紧。

治法：活血祛瘀，行气止痛。

代表方：血府逐瘀汤加减。

参考处方：当归 9g、生地黄 9g、桃仁 12g、红花 9g、枳壳 6g、北柴胡 3g、川芎 6g、牛膝 9g、赤芍 6g、桔梗 6g、甘草 6g。

2. 风湿痹阻

临床表现：症状改善，充血水肿逐渐消退，但瘀血凝滞损伤局部经脉，经筋出现粘连、积聚，渐至症瘕形成。局部疼痛，活动或热敷后减轻。舌质暗红，苔薄黄，脉弦。

治法：祛风除湿。

代表方：羌活胜湿汤加减。

参考处方：羌活 12g、独活 12g、藁本 6g、防风 6g、甘草 6g、蔓荆子 12g、川芎 15g。

3. 筋脉失养

临床表现：局部经络、气血阻滞不通，症瘕积聚压迫邻近组织，久而患肢活动完全受限，失去功能，需健手帮助伸直，可伴有头晕眼花，面色淡白或腰膝酸痛，肢体萎软，兼见神疲乏力，或少气懒言；舌淡，苔薄，脉细。

治法：养血荣筋。

代表方：壮筋养血汤加减。

参考处方：当归 15g、白芍 12g、续断 9g、杜仲 9g、生地黄 9g、川芎 9g、红花 9g、丹皮 6g、羌活 9g。